Pratique
de la
Cure Breuss

Titre original : *Die Breuss Krebskur richtig gemacht*
Copyright international 2006 by Jürgen H. R. Thomar, Pfullendorf

© Éditions Véga, 2007, 2008 pour la traduction française

www.editions-tredaniel.com
info@guytredaniel.fr

ISBN : 978-2-85829-470-1

Jürgen H. R. Thomar

Pratique de la Cure Breuss

Expériences, conseils
et recommandations

Deuxième édition

*Traduit et adapté de l'allemand
par Peter Schmidt*

Manuel officiel d'accompagnement
de la cure de jus, selon Rudolf Breuss

Éditions Véga
19, rue Saint-Séverin
75005 Paris

Avertissement

L'auteur et l'éditeur dégagent toute responsabilité en ce qui concerne les propositions de remèdes décrites dans cet ouvrage, celles si étant données à titre d'information ne pouvant se substituer à la prescription d'un médecin traitant.

Je dédie ce livre d'une part à Rudolf Breuss, qui m'a permis de recouvrer la santé, et d'autre part à ma chère épouse Hertha, qui m'a encouragé pour aller jusqu'au bout de la cure.

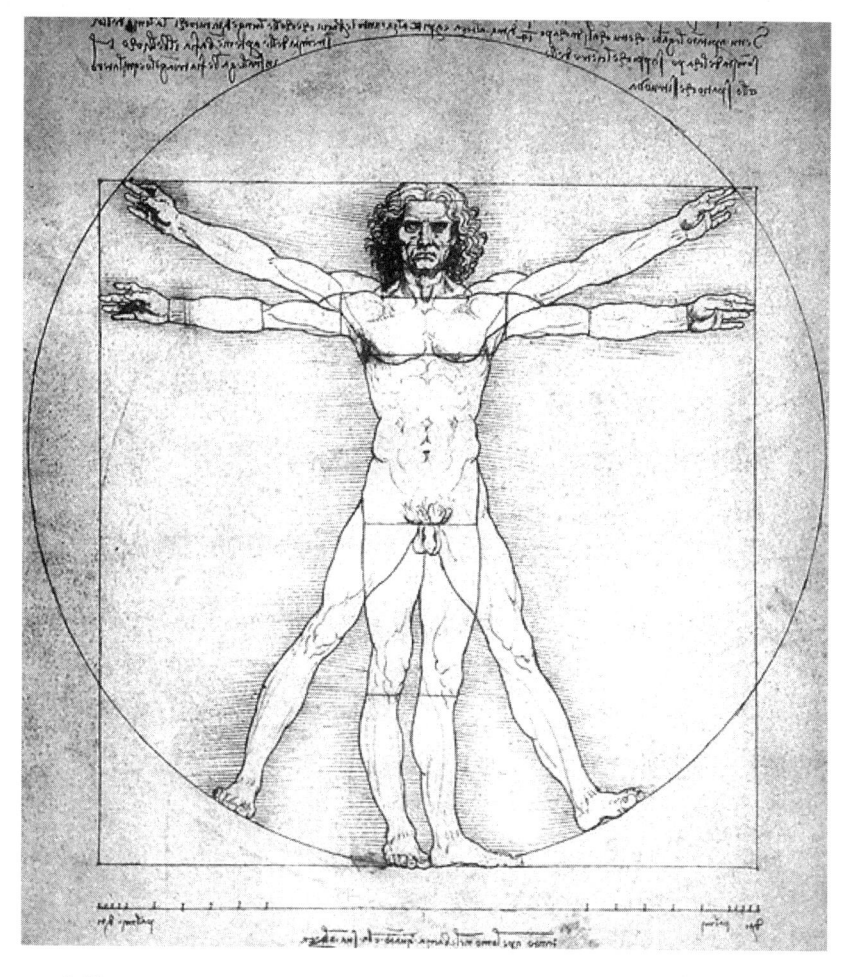

L'homme se trouve au centre de tout ce qui se fait, comme le démontre Léonard de Vinci dans cette étude des proportions que mon entreprise a pris comme logo.

Avertissement du traducteur

Le texte français de ce livre de J. Thomar correspond à une nouvelle édition revue et corrigée que l'auteur a établie en collaboration avec le traducteur et qui sera publiée en langue allemande à la fin de l'année 2006.

« Je serais très heureux si on arrivait à améliorer encore ma « cure de cancer » notamment en la combinant avec d'autres traitements efficaces contre le cancer. »

Rudolf Breuss

« Mes expériences avec des centaines de cures de jeûne m'ont toujours démontré qu'il n'existe rien de plus salvateur et d'une action plus profonde que le renoncement volontaire à l'alimentation solide et que l'acceptation de la force de guérison se trouvant en chacun de nous. »

Dr F. B., médecin à Berchtesgaden

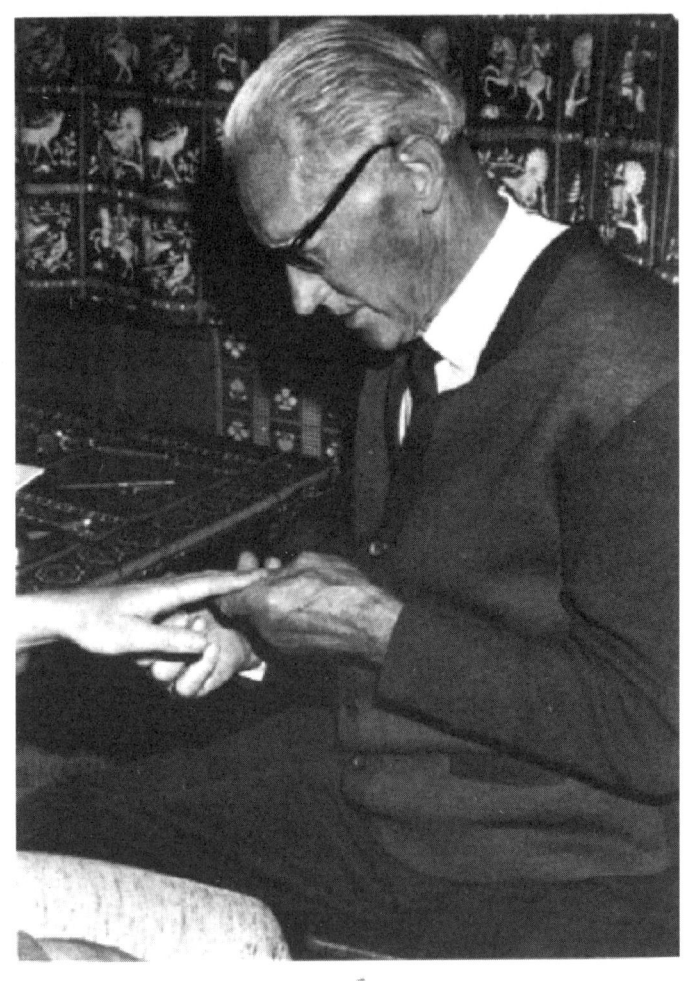

Cette photo de Rudolf Breuss examinant les doigts d'une personne est publiée avec l'accord des Éditions Walter Margreiter.

PRÉFACE

L'HISTOIRE DE CE LIVRE

En 1978, l'Autrichien Rudolf Breuss écrivit son testament sous forme d'un livre *Cancer/leucémie et autres maladies apparemment incurables guéries grâce aux moyens naturels*, un texte qu'il a revu, corrigé et augmenté en 1990, année de sa mort. Selon ses propres indications, il aurait lui-même traité depuis 1950 et avec succès 2 000 cancéreux. Et l'on estime qu'environ 40 000 malades du cancer ou d'autres maladies apparemment incurables ont été guéris (ou grandement améliorés) par sa cure de jus, qu'il aime à dénommer sa « cure totale de cancer ».

La dernière version de l'ouvrage publié en 2005 par le petit-fils et éditeur de Breuss, Walter Margreiter, a été adaptée aux demandes du marché international ; il y est question de 45 000 personnes ayant pu être guéries, grâce à cette cure Breuss.

Quoi qu'il en soit, avec un tirage d'un million d'exemplaires, peu importe que 5 000 personnes de plus ou de moins aient guéri grâce à cette méthode…

Il est fort probable qu'un grand nombre, peut-être la majorité d'ailleurs, ait acheté le livre de Breuss pour se contenter d'en lire quelques extraits et pour le mettre ensuite de côté, sans vouloir commencer la fameuse cure Breuss, et ce en dépit de leur état cancéreux. La question qui se pose alors est de savoir pourquoi ces personnes agissent ainsi...

C'est la raison pour laquelle j'aimerais intervenir pour contribuer à ce que cela change ! J'aimerais qu'un maximum de malades du cancer ne lisent pas simplement le livre sur la cure, mais que mes expériences et mes conseils les encouragent à commencer cette cure qui peut finalement leur permettre de recouvrer la santé.

J'avoue en avoir fait de même : j'ai survolé l'ouvrage très rapidement pour arriver à la conclusion hâtive qu'il me semble impossible de pratiquer cette cure Breuss comme l'auteur lui-même l'a décrite au chapitre 4 de *La Cure Breuss* avec de plus amples précisions dans le chapitre 5 « La Cure Breuss : mode d'emploi ». Le malade qui compte sur ces explications sommaires pour commencer la cure est perdu d'office et il est déjà vaincu dans son combat contre le cancer avant d'avoir commencé ladite cure... Breuss a réparti à toutes les pages ses conseils précieux, ses indications précises, ses avertissements nécessaires, sans que rien de tout cela n'ait été synthétisé dans ces deux chapitres.

Je me suis donc tout d'abord mis à sélectionner, à collecter, à évaluer et à regrouper toutes ces informations vitales, notamment je cite la page 71 de l'ouvrage : « [...] mes observations... ont confirmé les raisons de l'échec de la cure quand on ne suit pas scrupuleusement les conseils... ». Cette phrase de Breuss m'a poussé à élaborer mes propres réflexions sur cette cure pour pouvoir en disposer pour mes propres besoins, avec un « mode d'emploi pas à pas » ainsi qu'une liste de courses. Car je n'avais pas envie de jeûner pour rien !

J'ai ensuite complété par des réflexions tirées de mes propres expériences après avoir tenté cette cure et je livre ici mes propres remarques enrichies et approfondies grâce à celles des autres malades qui ont bien voulu me les adresser soit par courrier soit lors de nos conversations. Mon idée initiale ayant été alors de mettre tout cela dans l'Internet à la libre disposition des malades intéressés.

Dans le même temps, mes « notes » ont eu de plus en plus d'impact sur les patients et les membres inquiets de leurs familles qui y ont trouvé de plus en plus de réponses à ce qu'ils cherchaient. Cela m'a encouragé et m'a permis d'améliorer ma démarche : j'ai beaucoup investi de temps dans l'étude des dossiers Breuss pour optimiser au fur et à mesure mes notes. Mon objectif étant d'éviter à tout prix qu'un malade atteint d'un cancer puisse faire cette cure sans résultat positif tout simplement parce que je n'avais pas trouvé telle ou telle information chez Breuss ou bien que je ne l'aurais pas bien interprétée voire mal transmise.

Enfin, je me suis mis à rédiger mon premier ouvrage sous le titre *La cure totale du cancer selon Rudolf Breuss appliquée convenablement* ; aujourd'hui, en cet été 2005, j'ai retravaillé ce texte pour en faire le manuel que vous avez entre les mains. Il correspond à la dernière mouture du livre de Breuss *La Cure Breuss,* paru en Autriche aux Éditions

Walter Margreiter. W. Margreiter, petit-fils de Rudolf Breuss, m'a d'ailleurs demandé de reprendre la plume pour permettre à des cancéreux de réaliser cette fameuse cure avec succès. Ainsi est né ce « Guide officiel pour accompagner la cure Breuss ». J'aimerais éviter à quiconque de jeûner pour rien à cause d'un manque de clarté ou d'une interprétation erronée du livre de Breuss. Car cela pourrait lui être fatal !

Mes conseils et mes recommandations doivent aider les malades du cancer à réaliser correctement la cure Breuss, mais ils ne remplacent pas les indications originales du praticien. J'ai soigneusement contrôlé toutes mes informations, mais je ne peux en rien garantir les effets positifs ou être rendu responsable d'éventuels effets secondaires. Je ne suis ni médecin ni naturopathe et je souhaite uniquement parler de ma propre cure contre mon cancer de la prostate et donner des conseils fondés sur cette expérience personnelle. Beaucoup d'entretiens avec d'autres cancéreux m'ont confirmé dans mes observations. Mon livre ne veut pas et ne peut pas remplacer celui de Breuss ! Mais il cherche à vous aider à faciliter votre prise de décision concernant cette cure Breuss. Je ne peux que vous conseiller de lire également le livre de Breuss et de prendre vous-même des notes pour les comparer ensuite aux observations issues de mes expériences... Et si vous trouvez une erreur dans mes réflexions, faites-le moi savoir !

Pour terminer cette préface j'aimerais insister encore une fois et souligner ce qui m'a motivé pour rédiger ce livre : c'est mon désir profond d'encourager tous les malades du cancer à se prendre eux-mêmes en charge pour s'en sortir.

Chacun de nous ne dispose que d'une seule vie[1]. Et celle-ci dépend en grande partie de ce que *chacun* en fait. Il n'est sûrement pas faux d'apprendre à travers les expériences d'autrui pour en tirer ensuite les meilleures conclusions pour soi-même. Qu'est-ce que vous risquez si vous arrivez à surmonter, comme moi, cette terrible maladie qu'est le cancer grâce à 42 jours d'autodiscipline ?

Le récit de mon expérience veut vous aider à être fort…[2]

Pfullendorf, août 2005

Jürgen H. R. Thomar
kontakt@thomar.net

---

1. Selon ses croyances personnelles qui varient de l'athéisme aux perspectives de vie après la mort.
2. Après la première version de ce livre, j'ai refait la cure Breuss une deuxième fois en octobre-novembre 2005 pour pouvoir contrôler toutes les données de mon livre. Je reparlerai de cette « cure d'études » dans l'annexe 9 à la fin de cet ouvrage.

« *Les centaines de cas de guérison grâce au jeûne auxquels j'ai assisté m'ont prouvé qu'il n'y a pas de cure plus efficace, qui ne puisse agir aussi profondément, que la suppression volontaire de toute prise de nourriture, afin de laisser agir les pouvoirs de guérison naturels présents dans chaque être humain.* »

Docteur F. B. de Berchtesgaden, à l'âge de 87 ans, sur la cure Breuss (Cité dans *La Cure Breuss,* page 38).

CHAPITRE 1

LA CURE BREUSS

Les grandes lignes de la Cure Breuss

Pour lutter contre le cancer, selon Rudolf Breuss, il ne faut absolument pas manger pendant 42 jours[1], mais seulement :

- boire certains jus de légumes (chapitre 6),
- boire des tisanes appropriées (chapitre 8),
- prendre un « déjeuner » tout à fait particulier pour compléter la cure (chapitre 7),
- fortifier le cœur en prenant quelques gouttes d'aubépine.

Pour vous donner une idée du déroulement d'une journée de cure, je vous indique quelques pages plus loin la structure d'une telle journée que vous pourrez, évidemment, adapter à vos propres besoins et possibilités ; j'ai repris dans

---

1. En d'autres termes, il ne s'agit pas d'un jeûne au sens strict du mot mais de ce que les hygiénistes nomment des monodiètes hydriques, doublées d'ajouts thérapeutiques spécifiques.

l'annexe 2 ces principes d'une journée de cure sous forme d'aide-mémoire.

La cure Breuss également appelée par son auteur « cure de jus » se fait en grande partie à base de jus pressés de préférence par vous-même ; c'est encore mieux pour votre santé si vous disposez de légumes biologiques.

Et si vous n'arrivez pas à vous procurer des légumes bio, Breuss vous propose une solution : vous pouvez acheter un mélange de jus de légumes biodynamiques méthode Breuss ; je l'explique au chapitre 9 Faites vos courses pour la cure Breuss.

Breuss explique un peu plus loin qu'il est absolument nécessaire de presser le jus soi-même et cela tous les jours avec des légumes frais quand il s'agit d'une forme grave de cancer ; les jus vendus en bouteille ne sont toutefois pas proscrits. En lisant Breuss, je me pose à chaque fois la même question : Que signifie une forme « légère » de cancer ? J'en reparlerai un peu plus loin.

Le terme de « cure de jus » pour la cure Breuss est un peu erroné parce que cette cure est composée nécessairement de jus de légumes, évidemment, mais aussi de tisanes en rapport avec telle ou telle maladie, de décoctions de pelures d'oignons et de cosses de haricots, et de gouttes d'aubépine. Ces composants pouvant cependant varier en rapport avec les différents types de cancers.

La Cure Breuss,
une opération sans bistouri

Rudolf Breuss appelle sa cure totale de cancer une « opération sans bistouri ». D'après ses propres indications, il a pu guérir un grand nombre de cancéreux avec cette cure radicale depuis 1950.

Breuss a écrit que le cancer est une tumeur autonome qui se développe très lentement au début pour grossir ensuite très rapidement et devenir ainsi une tumeur cancéreuse. Breuss pense également qu'un cancer peut se développer tout simplement par une « stase[1] », par exemple quand les aliments restent trop longtemps dans l'estomac, entraînant une gêne de la circulation sanguine à cet endroit. Or, cet organe ainsi atteint souhaite quand même vivre normalement et il se met à développer un cancer.

Breuss est convaincu que le cancer se nourrit de la protéine qu'il extrait des aliments solides. Dès qu'on prive le corps de toute alimentation solide, le sang avide de protéines se met à manger tout ce qui est superflu : des tumeurs, des scories, des excroissances. C'est pour cela qu'il parle d'une

opération sans bistouri.

---

1. Stase : arrêt ou ralentissement considérable de la circulation ou de l'écoulement d'un liquide.

Une journée normale de cure

Peu importe que vous prépariez les tisanes ou les jus de légumes tôt le matin ou la veille au soir, cela ne dépend que de vous, car c'est une simple question du temps dont dispose la personne chargée de cette tâche, qui n'est pas obligatoirement le patient lui-même. Personnellement, je pense que le malade est toutefois le mieux placé pour participer, activement, à préparer ses produits favorisant l'autoguérison.

Le matin

- Buvez d'abord lentement, lorsque l'estomac est vide, une demi-tasse de tisane pour les reins.

- Pour soutenir l'activité fonctionnelle du cœur, prenez 20 à 40 gouttes d'aubépine en teinture-mère.

- Vient alors le moment de préparer les tisanes qui doivent être bues chaudes un peu plus tard.

- 30 à 60 minutes plus tard buvez 1 à 2 tasses de tisane chaude de sauge mêlée de millepertuis[1], de menthe et de mélisse.

---

1. Conformément à la législation française, il existe 12 contre-indications à l'utilisation du millepertuis (*Hypericum*) :
1 : La prise de médicaments anti-vitamine K. 2 : Association avec la ciclosporine. 3 : Les antirétroviraux inhibiteurs de la protéase. 4 : Les antiretroviraux inhibiteurs non nuclésidiques de la transcriptase inverse. 5 : Association avec la digoxine. 6 : Avec la théophyline. 7 : Avec la carbamazépine. 8 : Avec la phénytoïne. 9 : Avec les contraceptifs oraux. 10 : Avec les antidépresseurs inhibiteurs de la recapture de la sérotonine. 11 : Avec les antimigraineux de la famille des triptans. 12 :

- Pensez ensuite à presser les légumes.

- Attendez de nouveau 30 à 60 minutes avant de prendre une *petite* gorgée de jus de légumes, sans l'avaler tout de suite mais en la mélangeant bien avec votre salive !

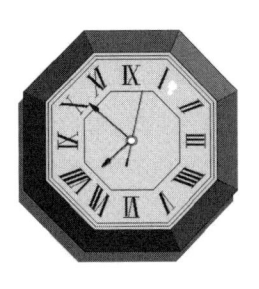

- Environ 15 à 30 minutes après, prenez de nouveau une petite gorgée de jus de légumes, selon votre sensation de faim.

Dans la matinée

- Vous avez besoin de boire environ 10 à 15 fois par jour du jus de légumes. Buvez ce jus seulement si vous en avez envie.

- Cependant pensez que c'est votre seule nourriture ! Ainsi buvez au *moins* 1/16e de litre, soit une demi-tasse à café normale, et au *maximum* 1/4 de litre du jus de légumes dans la matinée.

- Entre-temps buvez constamment de la tisane de sauge[1] qui peut être bue aussi bien froide que chaude, et dont vous pouvez boire la quantité que vous voulez.

Danger d'effet photosensibilisant pendant le traitement. À l'étude : contre-indication avec les médications à base de statines.

1. La sauge est contre-indiquée pendant la grossesse et surtout l'allaitement (arrêt des sécrétions), chez les sujets épileptiques, pour les femmes ayant des règles abondantes. Son usage en aromathérapie privilégie l'usage de la variété sclarée, moins riche en thujone (toxique et épileptisante). Cet ensemble ne retire rien à cette plante aux vertus d'exception.

- Mais n'oubliez jamais : toutes les tisanes se boivent *sans sucre* pendant la cure de jus !

ENTRE LE MATIN TÔT ET LE MIDI

- Vous disposez de 4 à 5 heures pendant lesquelles vous pouvez aller travailler par exemple.

LE MIDI

- Buvez de nouveau une demi-tasse de tisane pour les reins.

- Le « déjeuner » consiste à boire 1 à 2 coupes de bouillon de soupe à l'oignon, à moins de lui préférer en lieu et place un bouillon de cosses de haricots (au cas où le patient ait une maladie de foie ou une affection du pancréas).

DANS L'APRÈS-MIDI

- Buvez assez souvent une petite gorgée de jus de légumes ; buvez jusqu'à un demi-litre de jus par jour.

ENTRE LE MIDI ET LE SOIR

- Une fois encore, vous disposez de 4 à 5 heures pour vaquer à vos occupations.

Le soir

- Avant de vous coucher, buvez encore une fois une demi-tasse d'infusion pour les reins (seulement pendant les trois premières semaines de cure).

- Il est conseillé de préparer, dès le soir, l'infusion pour les reins, pour le lendemain, parce qu'elle doit être bue froide au matin.

Pendant la journée

- Buvez en plus par petites gorgées une tasse de tisane (froide) de géranium herbe à Robert.[1] Prenez l'habitude d'en avaler une gorgée à chacun de vos passages dans la cuisine ou dans la salle à manger.

- Buvez au moins une tasse du mélange spécifique de tisanes dont vous pouvez boire autant que vous voulez (voir chapitre 8).

- Les patients ayant certains types de cancers doivent boire en plus leurs tisanes spécifiques (voir les chapitres 3 et 8).

- Au cours de la journée, faites au cancéreux une compresse de feuilles de chou (cf. annexe 3 – la compresse de feuilles de chou n'est obligatoire qu'en cas de cancer du foie, sinon elle n'est qu'une recommandation). Pour ma part, je n'ai pas appliqué ces compresses.

---

1. Il s'agit du géranium herbe à Robert (*Geranium Robertianum*). Les variétés ornementales (jardins et balcons) sont très différentes et non utilisables car toxiques.

Comment mes notes de travail sont devenues ce manuel d'accompagnement de la cure

Ce livre d'accompagnement de la cure Breuss résulte de mes propres expériences lors de la cure que j'ai effectuée au printemps 2004), de mes réflexions et de mes notes lors de la lecture et de la relecture de *Cancer/Leucémie* de Breuss prises avant, pendant et surtout après cette cure. Cette étude approfondie de l'ouvrage après ma cure réussie s'explique par le fait qu'un grand nombre de cancéreux m'avaient demandé de leur prêter mes notes pour mieux comprendre la cure, et que je ne voulais leur donner que des éléments sûrs et plusieurs fois testés.

Mes notes se sont tout d'abord limitées à mon propre cas, un cancer de la prostate, mais vu les découvertes que j'ai pu faire au fur et à mesure de mes études, j'ai pu élargir mes conseils à toutes les formes de cancer que Breuss traite dans son livre parce que toutes les cures se font avec les mêmes jus et les mêmes infusions (à quelques exceptions spécifiques près). J'ai ajouté certains éléments importants que Breuss avait décrits dans son ouvrage, mais sans insister, et d'autres également, que Breuss m'a transmis ultérieurement dans nos différentes correspondances.

·Pendant la phase préparatoire de ma propre cure, je me suis rapidement rendu compte que les conseils et indications donnés par Breuss n'étaient ni très ordonnés ni bien structurés ; dans son livre, on trouve un élément important à tel endroit et quelques pages après, sur le même sujet, un autre où il donne encore une indication pour la relativiser un peu plus loin. Ma recherche était surtout motivée par cette phrase de Breuss :

> « [...] mes observations... m'ont confirmé que les seules causes d'un échec de la cure sont dues aux personnes qui ne suivent pas scrupuleusement mes conseils... ».

J'ai donc analysé à plusieurs reprises les textes de Breuss pour les comparer ensuite avec mes propres expériences et pour aboutir à des informations claires et précises pour que chaque utilisateur intéressé puisse trouver tous les éléments importants concernant différents types de cancers que Breuss a traités dans son livre.

CHAPITRE 2

L'HISTOIRE DE « MON CANCER »

COMMENT J'AI VÉCU MON CANCER

17 janvier 2002 : jusqu'à ce moment-là, je n'ai jamais eu la moindre suspicion d'être atteint d'un cancer. Lors d'un contrôle de routine, à l'automne 2001, le médecin a constaté chez moi une valeur PSA* de 11,0 ng/ml. La valeur de référence est de 4,0 ng/ml, mais tout dépend de l'âge de la personne et de la taille de sa prostate. Le diagnostic « cancer » m'a frappé comme un coup de massue.

Pourquoi moi ?
J'avais pourtant cessé de fumer, il y a 20 ans !

---

*PSA = *Prostate Specific Antigen* cet antigène est une protéine se formant dans la prostate. Chez les hommes en bonne santé, elle n'existe qu'en faible quantité dans le sang ; un taux plus élevé dans le sang peut indiquer une maladie de la prostate. Le seuil de la PSA dans le sérum ne devrait pas dépasser 2,5 ng/ml ; même s'il augmente avec l'âge de la personne, il ne devrait pas se situer au-dessus de 4,0 ng/ml.

J'avais pris toutes les précautions pour diminuer progressivement tout stress !
J'étais obligé de faire face à cette nouvelle réalité, vivre avec !
Ma seule question : Combien de temps me restait-il encore à vivre ?
Quelle était ma chance de survivre ?

6 mars 2002 : suivent des contrôles à l'ultrason, de nouveaux contrôles de PSA et bon nombre d'autres examens pour confirmer que mon cancer de la prostate était à un stade déjà bien avancé. Que faire ? J'avais le choix entre trois thérapies, une opération totale, un traitement externe par des rayons ou le même traitement en interne. Je me suis décidé pour cette dernière solution, une thérapie nouvelle et apparemment très prometteuse, la brachythérapie qui consiste à introduire des particules rayonnant dans la prostate.

Cette intervention a eu lieu le 6 mars 2002 dans un service d'urologie. Un peu plus tard, les premiers examens de dosages semblaient confirmer le succès de cette thérapie puisque les valeurs PSA étaient particulièrement basses avec 1,1 ng/ml. J'étais soulagé. Cependant, comme je le sais aujourd'hui, mon soulagement ne fut que de courte durée...

24 octobre 2003 : un nouvel examen de contrôle révèle que le cancer est toujours là ou qu'il est revenu ! Au grand étonnement de mes médecins, les valeurs PSA* étaient remontés pour atteindre, au bout d'un an au printemps 2004, une croissance de 154 % ! Et, encore pire : le Gleason Score, qui indique l'agressivité et donc la dangerosité d'un cancer, était grimpé de $2 + 2 = 4$ à $4 + 4 = 8$ ce qui correspond au deuxième seuil d'agressivité. Mon cancer était donc devenu

de plus en plus malin sans que la brachythérapie ait rien changé !

D'après mes médecins traitants, un tel mauvais résultat n'arrive que chez 5 % des malades traités. Apparemment, je faisais partie de ce petit groupe et me posais de nouveau la question : Quoi faire ? Au cours de deux entretiens, à des moments différents, avec deux spécialistes du CHU en même temps, avec un thérapeute en radiologie et avec un urologue, nous avons tous les trois longuement réfléchi sur la deuxième thérapie envisageable.

Les médecins spécialisés du CHU m'ont proposé de choisir entre ces différentes solutions :

- Une opération totale, avec 50 % de risque que le cancer ne puisse pas être éliminé et avec un risque supplémentaire également de 50 % d'incontinence.

- Une radiothérapie externe, dont le succès semblait assez faible compte tenu du fait qu'il y avait déjà eu une brachythérapie dont les rayons devaient être pris en considération.

- Une nouvelle brachythérapie dont le succès, si elle était la seule thérapie, semblait nul.

- Un traitement hormonal qui comme thérapie unique n'est pas valable puisque les hormones ne font que ralentir le développement de la maladie, mais ne la guérissent pas.

UNE THÉRAPIE D'HORREUR
POUR UNE GUÉRISON HYPOTHÉTIQUE

Lors de ces discussions au CHU, les médecins penchaient finalement pour une combinaison de ces trois dernières thérapies qui leur semblait la plus prometteuse d'un point de vue médical :

- D'abord une cure hormonale pendant deux ans qui signifie pour l'homme la perte de sa virilité,

- Ensuite, six semaines après le début de cette cure, une radiothérapie externe d'une durée d'environ six semaines, dont l'indice était calculé en fonction des doses précédemment reçues,

- Puis à nouveau, une seconde brachythérapie tout particulièrement orientée sur les deux *hot spots* restant situés à gauche et à droite de la prostate.

Je dirai aujourd'hui que cette thérapie ne représente à dire vrai qu'une expérience insensée d'*overkill* qui, en plus, aurait coûté excessivement cher. Alors que personne ne pouvait garantir le succès de cette thérapie... Je précise que ce terme d'« overkill » a été créé dans les années 1960 aux États-Unis quand les Américains avaient une telle suprématie atomique que le gouvernement américain aurait pu détruire le monde entier plusieurs fois par un overkill technique... Mais revenons à mon cancer !

Depuis le dernier examen de contrôle et à cause des entretiens répétés avec des médecins du CHU, presque six mois étaient passés sans le moindre progrès. Avant de démarrer la nouvelle thérapie, il fallait donc encore un autre examen tomographique (choline-PET/CT) pour y voir un peu plus clair. Le résultat de cet examen tombait le 23 février 2004 : la valeur PSA était de 1,7 ng/ml ce qui était correct, mais le Gleason Score était de 4 + 4 = 8. Le cancer s'était transformé, pour utiliser une image symbolique, d'un « animal domestique » en un « tigre dangereux ». « Mon » cancer était devenu sans aucun doute plus actif et plus dangereux.

Depuis le début de la thérapie, trop de temps précieux était passé et maintenant, il fallait agir beaucoup plus vite que les mois précédents ! J'ai fait confiance au savoir-faire des médecins du CHU et j'ai commencé le 8 mars 2004 à avaler des médicaments pour initier la thérapie hormonale. C'était alors le début de cette thérapie combinée imaginée par la médecine nucléaire et l'urologie : la thérapie hormonale, la brachythérapie et la radiothérapie des circuits lymphatiques.

Devenir un cobaye ? – Non, merci ! À peine avais-je commencé cette thérapie que l'hôpital universitaire m'avertit par courrier « qu'il n'existait pas de bases scientifiques sûres pour cette option thérapeutique » et que des effets secondaires ne seraient pas à exclure non plus.

Suite à ce courrier, j'ai interrompu immédiatement la thérapie hormonale tout juste commencée depuis trois jours, j'ai donc arrêté les médicaments et « oublié » la seringue à la pharmacie.

Je n'avais nullement envie de jouer les cobayes ; lors de mon deuxième entretien thérapeutique, les médecins m'ont clairement fait comprendre qu'en cas d'échec de cette thérapie combinée, dont le résultat définitif n'était visible qu'après

deux ans, aucun espoir de guérison ne serait plus possible !
J'étais au bout des possibilités thérapeutiques !

Quel avenir !

Sauvé par la Cure selon Rudolf Breuss !

Arrivé le 9 mars 2004, je ne savais absolument plus quoi faire. Une seule chose était probante : je ne voulais pas continuer cette triple thérapie. J'ai appris par hasard grâce à une relation professionnelle ici à Pfullendorf l'adresse d'une personne qui, il y a cinq ans, avait « tué son cancer en jeûnant ». Cette histoire me semblait invraisemblable, mais j'ai tout de même entrepris des recherches pour en savoir davantage.

Cette connaissance d'une de mes relations s'appelait Edwin Schatz ; j'ai réussi à entrer en contact avec lui et il m'a non seulement confirmé sa guérison, mais aussi indiqué un petit livre de Rudolf Breuss ; grâce à ce petit texte, me conseillait-il, je pouvais commencer immédiatement mon combat contre le cancer et cela avec une probabilité de 100 % de vaincre ce mal dans les 42 jours.

Je me suis acheté immédiatement ce titre de Breuss et j'ai suivi cette cure totale du 15 mars au 25 avril 2004 avec ce résultat époustouflant :

> **Mon cancer avait disparu !**
> **J'avais gagné !**

Rudolf Breuss

Die Breuss KREBSKUR

Ratschläge zur Vorbeugung und die natürliche
Behandlung von Krebs, Leukämie und anderen
scheinbar unheilbaren Krankheiten

Neue überarbeitete Ausgabe

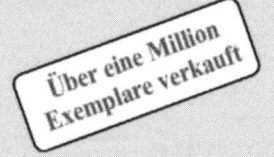

Über eine Million Exemplare verkauft

Nouvelle édition 2005 du livre de Breuss.

Journal de cure

Période	Événements / Remarques
Trois jours avant le début de la cure	J'ai lu en détail le livre de Breuss et je me suis rendu compte que son contenu est mal structuré ; on trouve des conseils importants à un endroit pour en découvrir d'autres, sur le même sujet, quelques pages plus loin, souvent cachés dans des lettres de remerciements ou dans des phrases anodines. Je « travaille » le livre à deux reprises, fais mes propres annotations et essaie de mettre d'abord un peu d'ordre dans ce « chaos » éditorial.
	Parallèlement je fais des essais avec l'extracteur de jus. Le premier modèle s'avère peu approprié et je dois le remplacer par un autre.
	J'établis une « liste de courses » formelle et y inscris tout ce que je ne peux pas trouver sur place, comme les différentes tisanes. Je me renseigne dans la ville où j'habite pour savoir où acheter des légumes biologiques.
	Pas question d'acheter du jus en bouteille. Le jus de Breuss m'apparaît d'emblée suspect parce que l'on peut le garder pendant 2 ans. Je voulais boire mon jus *frais* pour m'occuper moi-même de ma cure et préparer mes jus et mes tisanes ; en même temps, cela me motivait chaque fois de nouveau.
	Ainsi les trois jours ont très vite passé et la veille de la cure était déjà arrivée sans que je m'en aperçoive.

Juste avant la cure	Cet ensemble – y compris les tisanes – me permettait-il de mettre toutes les chances de mon côté ? Une balance de cuisine adaptée et, pour des tisanes spécifiques à 1, 2 ou 3 grammes, un pèse-lettre ? Les tasses et les théières pour les différentes tisanes ? Mes théières et les boîtes à provisions étaient-elles étiquetées correctement ? Y avait-il suffisamment de légumes à la maison ? Les récipients pour le jus de légumes étaient-ils appropriés et suffisamment préparés ? L'extracteur de jus fonctionnait-il correctement ? Les gouttes d'aubépine ? Les oignons ? Ma femme « avait seulement le droit » de nettoyer l'extracteur de jus parce que j'aurais été capable de le mettre intégralement dans le lave-vaisselle ! Elle s'occupait également du déjeuner « somptueux », tout le reste faisait désormais partie de mes occupations. Je ne peux que conseiller à tous les patients de faire, si possible, un maximum de choses eux-mêmes en faveur de cette cure. D'abord ceci détourne l'attention et permet ensuite une certaine identification avec la cure, et cela me semble très, très important. Est-ce que j'avais réellement tout prévu en cas d'urgence : jus de citron ? jus de choucroute ? du chou frisé pour les cataplasmes de feuilles de chou ? Cette dernière question était purement hypothétique puisque j'avais décidé de ne pas faire ces cataplasmes. Quant au conseil d'utiliser le jus de citron et celui de choucroute, il m'avait purement et simplement échappé à la lecture du livre de Breuss : je ne l'ai découvert qu'après ma cure…

Les trois premiers jours de cure	Tout est nouveau pour moi : préparer les tisanes moi-même en grand nombre et en quantité suffisante pour qu'elles durent toute la journée, mon absence à la table du petit-déjeuner, un « déjeuner » peu habituel et le dîner où j'étais également la pièce manquante. Un tour quotidien de 3,5 km de *Nordic Walking* sur les magnifiques chemins de promenades autour de ma ville me fait le plus grand bien et fixe mon attention sur quelque chose. Heureusement que le temps le permet malgré un froid de canard. À ma plus grande surprise, je n'ai aucune sensation de faim ! Mais j'ai eu du mal à m'habituer à mes selles rouge foncé (à cause des betteraves rouges) et j'ai connu un premier moment d'angoisse…
Le troisième soir	Ma tension s'est stabilisée autour de 12,5 :7,5, un chiffre idéal malgré la suppression de mon médicament antihypertenseur qui j'avais pris pendant des années. Bonne surprise pour moi ! Breuss avait donc raison : lors de cette cure, le malade peut arrêter toute prise de médicament, **sauf l'insuline pour les diabétiques**. Observation similaire concernant un médicament que j'avais pris jour après jour depuis 40 ans contre un dysfonctionnement thyroïdien ; je l'ai arrêté et ceci avec un effet étonnant dont je parlerai plus tard. À la fin de la troisième journée de cure, j'avais perdu trois kilos ce qui ne m'a même pas attristé… Et mon taux de graisse avait baissé de trois points d'après une balance dont je ne peux que conseiller l'utilisation parce qu'elle indique les graisses contenues dans le corps !

Passé la première semaine	Je me sens tout à fait bien. Comme lors de chaque période de jeûne, mon corps élimine toutes sortes d'endorphines. Le sport quotidien me distrait et j'envisage de construire une plate-bande en forme de spirale dans mon jardin pour planter des herbes aromatiques : sous prétexte qu'il faut bien s'occuper. Je cherche des moyens de construire cette spirale dans l'Internet qui me donne des plans précis conve-nant à tous ceux qui souhaitent aménager un petit potager en forme de spirale, pour essayer de vivre encore plus sainement. Au cours de cette première semaine écoulée, j'ai perdu 4,5 kg. Après une semaine sans avoir pris une alimentation solide, je me sens réelle-ment bien et travailler à l'ordinateur ne me pose aucun problème. Je peux me concentrer et j'arrive à bien jumeler mon travail et la cure. Même mes temps de loisirs ne souffrent pas de ma cure. Tous les lundis et jeudis, j'ai gardé l'habitude d'aller à mon *Stammtisch* tradi-tionnel (Ndt. Il s'agit d'une table spécifique, réservée dans un café où se retrouvent, de façon informelle, des amis à date et à heure fixes) mais au lieu de commander une boisson quelconque j'ai apporté dans une bouteille thermo mes tisanes pour les boire au milieu de mes amis.
Passé la deuxième semaine	Je trouve très intéressant de tout faire soi-même : préparer les tisanes et presser les légumes. Cela occupe et l'on a l'impression de créer soi-même sa qualité de vie ! Seul le « formidable » déjeuner (cf. le chapitre 5) fait encore partie des tâches de mon épouse – un véritable must dans la journée !

	La spirale à herbes aromatiques commence à prendre forme dans ma tête et sur le papier. Auparavant, je n'avais jamais entendu parler d'un tel potager organisé en forme de spirale. Mais tous ceux qui souhaitent vivre un peu plus sainement devraient avoir une spirale pareille dans leur jardin. Et en plus, cela devient même une création très jolie à regarder ! Sensation de faim ? Absolument pas. Pratique du sport : Oui ! Et le poids ? 8,5 kg perdus depuis le début.
Passé la troisième semaine	La cure de Breuss est maintenant devenue presque de la routine ; tous les problèmes qui surgissaient encore au début de la cure sont désormais réglés avec des habitudes nouvelles. La spirale avance bien, j'ai enlevé la terre nécessaire et je me mets à remplir le trou d'une couche de gravier pour drainer l'eau. Parvenu au mois d'avril, il fait un peu plus chaud. Mais je me rends compte que j'éprouve une sensation de froid inconnue auparavant par de telles températures. J'ai perdu au total 14 kg depuis le début de la cure.
Passé la quatrième semaine	Une pleine semaine de travail au jardin. Le temps s'y prête et je travaille pour me réchauffer ! Mon ordinateur et mon bureau peuvent attendre un peu parce que je dois vraiment profiter du beau temps ! Je me sens toujours en pleine forme et je travaille dur au jardin, mais les efforts physiques ne me posent aucun problème. Malgré cela je continue de faire en plus du sport et je marche tous les jours : 3,5 km au pas de

	Nordic Walking à travers la forêt. Avec un grand plaisir. Mon petit potager pousse de plus en plus. Comme une spirale. On aura peine à me croire, mais je n'ai absolument pas faim. J'ai encore perdu 3,5 kg, peut-être grâce à la combinaison entre sport quotidien et travail physique éprouvant ? Je n'en suis pas triste parce que je commence à m'approcher lentement de mon poids idéal de 85 kg, pour une taille de 1,87 m.
Passé la cinquième semaine	J'avais réussi à prendre toutes les précautions et à me ménager une part de liberté de mouvement, y compris à l'extérieur de la maison (cf. le chapitre 3 pour plus de précisions). Je pouvais me déplacer partout, participer aux différentes manifestations et rester ainsi, dans la mesure du possible, bien intégré à la vie sociale. Toutefois, pour l'anecdote, je commis un léger faux-pas : nous sommes allés un soir à une soirée artistique dans une petite commune voisine. Je pensais que les chaises étaient alignées comme pour un concert ou une conférence et je n'avais rien apporté à boire. Grave erreur ! La salle était aménagée avec des tables et des chaises parce qu'il y avait à boire et à manger… Et tout le monde se mettait à consommer autour de moi tandis que je n'avais droit à rien, absolument rien, parce que même la consommation d'une goutte d'eau m'était interdite. Une soirée bien pénible au cours de laquelle j'ai dû tenir bon… Lentement, mais sûrement mon chantier de spirale potagère entre dans sa phase de fini-

	tion et l'on commence à distinguer sa forme définitive. Quant à mon poids ? Je perds ou bien je gagne maintenant quelques petits 100 grammes dans une fourchette de deux kilos. Le froid est de retour, en tout cas j'en ai l'impression. Parce qu'en regardant le thermomètre je me rends compte qu'il ne fait pas plus froid en réalité. Mais j'ai froid plus rapidement parce que je manque de « graisse » à brûler. C'est une sensation tout à fait nouvelle pour moi, qui étais habitué à avoir toujours les mains chaudes. Je dis bien : j'avais l'habitude... J'ai perdu pas mal de poids, je suis devenu vraiment svelte. Tous les gens qui me voient ainsi pensent : il doit avoir un cancer ! Mais cela fait presque partie du passé !
Le 35ᵉ jour	Rien ne va plus à partir de ce jour-là... Je déteste tout. Toujours les mêmes tisanes et le jus de légumes qui ne s'améliorent guère (au début de la cure, ce dernier me semblait avoir un goût délicieux !), aucun changement, aucune variété dans le quotidien... Je veux arrêter, je n'en peux plus... (Lors de ma deuxième cure Breuss en novembre 2005 que j'ai faite pour mieux comprendre encore son fonctionnement, je me suis rendu compte que le jus de légumes peut avoir bon goût en fait – j'en parlerai dans le chapitre 6.) Revenons à mon journal : ma femme – et je lui en suis très reconnaissant – m'a toujours encouragé pour que je continue cette cure au lieu de l'interrompre une semaine avant sa fin. Elle avait raison et j'ai réussi à la terminer ! Étant donné que ce 35ᵉ jour est si dangereux pour la bonne continuation de la cure Breuss,

	j'ai réuni dans l'annexe 4 des conseils bien spécifiques permettant de franchir cette journée si particulière.
La dernière semaine	La sixième semaine : j'ai passé le seuil critique et ceci sans les aides que Breuss a bien dissimulées dans son livre et que je n'avais pas encore découvertes. Aujourd'hui je serai moins perdu et je saurai mieux comment m'en sortir… Bientôt j'arrive au bout de mon chemin, la spirale d'herbes aromatiques se termine et ma cure Breuss en même temps ! Une petite anecdote encore pour montrer à quel point ma femme et moi avons pris au sérieux cette notion de privation d'alimentation solide : quand nous avons planté des pieds d'herbes aromatiques dans le potager à spirale, nous avons également pris des plantes qui poussaient déjà ailleurs dans notre jardin. Ainsi, nous avons déplanté de la ciboulette, mais un pied nous semblait un peu bizarre, parce qu'il était deux fois plus haut que les autres pieds de ciboulette. J'en ai donc pris une tige que j'ai portée à ma bouche pour la goûter et savoir s'il s'agissait vraiment de ciboulette. Mais ma femme m'a arrêté dans mon élan en me criant : « Tu n'as pas le droit d'en manger ! » et j'ai jeté la tige de ciboulette par terre ! Mon poids s'était stabilisé autour de 85 kg ce qui représente une perte totale de 20 kg. J'avais donc atteint mon objectif ! Breuss dit que sa cure faisait perdre entre 5 et 15 kg. Peut-être en ai-je perdu un peu plus, à cause de mes activités physiques. Ou à cause du sport. Ou parce que j'avais envie de les perdre…

Bilan à la fin de la cure Breuss	La cure Breuss était plus facile à vivre que je ne le pensais, en tout cas pendant les quatre ou cinq premières semaines. Je me sentais bien pendant cette cure, sauf au cours de la dernière semaine. Je n'ai pas repris le traitement contre l'hypertension arrêté avant la cure parce que ma tension sanguine s'est stabilisée à un seuil normal et j'ai également arrêté mon traitement contre mon problème thyroïdien. En tout, j'avais perdu 20 kg, mais dans les premiers mois suivant la cure j'ai repris 10 kg. Un an après la cure Breuss je sais qu'avec un peu plus de modération dans la consommation des quantités d'aliments et de boissons (sauf l'eau évidemment !) et un changement d'habitudes culinaires en général (voir à la fin de ce chapitre) il est possible de stabiliser son poids. Deux remarques importantes pour terminer ce journal : 1. Après la cure, il s'agit de se réhabituer lentement à une alimentation solide (voir également le livre de Breuss et un peu plus loin le chapitre 3). 2. Tous les résultats des examens médicaux effectués depuis la cure concordent (un premier examen est possible environ 15 jours après la fin de la cure) : j'ai vaincu le cancer ! **Merci, Rudolf Breuss !**

Les 15 premiers jours d'après cure	Je sais dorénavant que mes 15 premiers jours d'après cure ne se sont pas déroulés tels que Breuss les a décrits dans son livre. Mais j'avais l'intention de vous informer précisément sur *ma* cure : • À la seconde près, minuit le 42ᵉ jour, donc immédiatement après la fin de la cure, j'ai dégusté une banane avec un plaisir rare... Je ne soupçonnais pas à quel point les bananes peuvent être aussi délicieuses ! • Les jours et les semaines suivants, je ne prenais que des repas légers, c'est-à-dire que je mangeais encore plus de légumes et encore plus de poisson qu'auparavant. • Au début j'ai remangé de petites portions qui, dès la deuxième semaine, sont devenues de plus en plus grosses. • Cependant je ne mange plus autant qu'avant la cure. Le soir par exemple, je me limite à deux tranches de pain au lieu d'en manger quatre comme auparavant. Je n'ai eu aucun problème causé par ce changement. À la fin de ce chapitre, je parlerai des changements que mon épouse et moi avons réalisés dans notre façon de nous alimenter.

Le succès du traitement a pu être confirmé par la médecine classique

Le 26 avril 2004 : Après avoir « fait mes adieux » au CHU et à sa thérapie programmée, je suis allé consulter un urologue en ville – avec la complicité de mon médecin traitant car il m'avait donné son accord – pour savoir si le cancer était vraiment vaincu.

Avant tout l'urologue s'est montré très sceptique, pensant qu'il n'y avait aucune incidence que j'ai fait – ou non – une diète stricte : un cancer ne pouvait pas disparaître comme ça ! Quand le résultat du laboratoire a été communiqué, il m'a fait la remarque suivante en commentant le résultat : « Monsieur Thomar, chez vous, il s'est vraiment passé quelque chose ! »

La valeur PSA s'avérait, en effet, afficher une donnée de 0,53 ng/ml PSA libre seulement. Maintenant, ma valeur PSA correspond à la valeur standard pour un homme en bonne santé de moins de 50 ans. Le médecin était étonné et s'est montré soudain très intéressé par cette cure contre le cancer. Il voulait en savoir davantage sur l'histoire de mon cancer et son traitement à travers la cure que je venais de terminer. Il pensait en fait que si, dans 4 semaines, le nouveau contrôle qui aurait lieu prouvait que la valeur n'avait pas augmenté de nouveau, on pourrait affirmer que le cancer était vaincu.

Les autres examens de contrôle ont confirmé ces résultats ; mes valeurs PSA ont été, par ordre chronologique depuis le 21 mai 2004 : 0,59, 0,55, 0,36, 0,32, 0,42 (or, il peut s'agir ici d'une erreur de mesure), 0,30. Aujourd'hui, après avoir fait une deuxième cure pour des raisons analytiques d'études et d'observation, ma valeur PSA est même tombée à 0,17 et est donc plus basse que jamais.

Et, à l'occasion d'un examen thyroïdien dont je parlerai en détail plus loin, le médecin hospitalier m'a dit : « Nous avons regardé également vos analyses indicatrices de cancer. Monsieur Thomar, je vous félicite ». Rien à ajouter !

> **J'avais manifestement et réellement gagné ma bataille contre le cancer !**

MA THYROÏDE : PRESQUE UN MIRACLE AUSSI !

Le 19 mai 2004, un examen prophylactique de ma thyroïde par l'entremise de la médecine nucléaire à l'hôpital d'Ulm, réalisé donc quatre semaines après la fin de ma cure Breuss couronnée de succès, donna le résultat suivant :

L'hypothyroïdie dont je souffrais depuis 40 ans (!), venait de se transformer en hyperthyroïdie latente.

Conséquence : j'ai arrêté tous les médicaments que je prenais depuis de longues années quotidiennement pour les remplacer par de simples comprimés d'iode, et ce uniquement parce que, dans le sud de l'Allemagne, le risque de goitre dû à l'eau est assez important et qu'il vaut mieux apporter un surcroît d'iode au corps.

Quatre semaines après cet examen, j'ai fait faire un dernier contrôle par le service de médecine nucléaire de l'hôpital de mon secteur et le résultat m'a semblé incroyable :

Le diagnostic de l'examen thyroïdien du 19 mai 2004 réalisé à Ulm était non seulement confirmé, mais la thyroïde fonctionnait désormais tout à fait normalement.

Mon médecin traitant qui me suivait depuis vingt ans pour ce dysfonctionnement de la thyroïde m'a clairement dit :
« **Votre thyroïde se porte comme un charme !** »

L'EFFET SECONDAIRE LE PLUS SOUHAITABLE QUI SOIT : PERDRE 20 KG

Qui ne mange rien pendant 42 jours, voit en règle général son poids diminuer de beaucoup. Cela n'est pas toujours le cas, mais ce le fut chez moi. De 105 kg avant la cure Breuss je suis passé à 85 kg après la cure et ce avec ma taille de 1,87 m.

Je venais d'acheter, peu de temps avant la cure, le pantalon que je montre sur la photo ci-après ; lors de l'achat, je ne connaissais rien des effets de la cure sur mon excès pondéral et ce pantalon m'allait parfaitement bien ! Aujourd'hui, je pourrais, sans hésiter, faire de la publicité pour n'importe quel produit amaigrissant.

Quatre semaines après la cure, j'avais repris de nouveau 9 kilos. Depuis je me maintiens approximativement à ce poids, mais sans faire particulièrement attention à ce que je mange, j'aurais pu revenir de nouveau à mon poids initial de

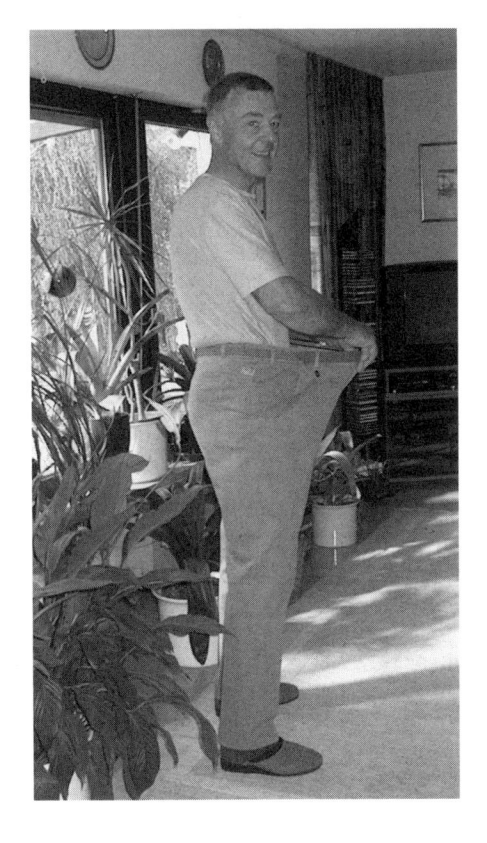

105 kg depuis longtemps.

J'ai donc changé profondément mes habitudes alimentaires (cf. le paragraphe suivant) et je m'oblige à pratiquer mon sport quotidien, car je tiens à rester « si mince ».

N'AYEZ PAS PEUR DE MAIGRIR TROP !

Non, chacun ne perd pas autant de poids que moi. En effet, il faut prendre en considération le fait que j'ai travaillé pendant la cure non seulement physiquement, mais que je me suis acharné à la pratique intensive d'un sport.

Breuss écrit, certes, qu'on doit perdre peu de poids lors d'une cure, mais qu'il ne faut pas être trop étonné par une perte de poids de 5 à 15 kg.

Il est également important de savoir que les patients et patientes affichant un sous-poids notable (par exemple 45 au lieu de 55 kg) peuvent faire la cure quand même avec succès.

Notre nouveau programme d'alimentation

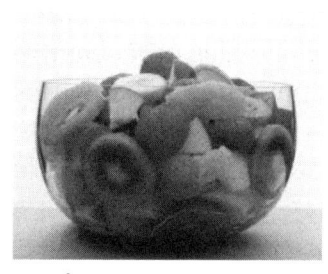

Au petit-déjeuner, après le Nordic Walking quotidien, nous mangeons en général des fruits coupés en fines tranches comme pour réaliser une salade de fruits. Il n'y a donc ni petit pain ni pain, ni beurre ni margarine, ni miel ni confiture. Seulement des fruits, accompagnés de tisanes aux fruits délicieux de tous les pays du monde. Jusqu'au déjeuner, je ne mange que des fruits : une ou deux pommes, et, si nécessaire, trois ou quatre même.

Cependant, ma chère épouse a besoin de son müesli préféré au « deuxième petit-déjeuner ». J'y ai renoncé pour changer mes habitudes…

Naturellement nous ne sommes pas esclaves de cette règle que nous nous sommes imposées : à l'hôtel, en voyage ou pendant les vacances ainsi que certains jours de fête, nous nous « accordons » un petit-déjeuner abondant sous forme de buffet avec œufs, lardons, charcuterie, fromage, petits pains et mille autres choses agréables. En plus nous buvons éventuellement du café ou du thé ainsi que des jus de toutes sortes et de toutes provenances.

Qu'est-ce qu'il y a de bon à manger alors chez les Thomar ?

- Le midi, chez nous il y a (encore) plus de légumes, (encore) moins de viande, et si possible un jour sur deux du poisson soit au déjeuner soit au dîner.

- Le soir, nous mangeons tout à fait normalement (Ndt. « à l'allemande ») du fromage, de la charcuterie ou du poisson (si possible nous ne mangeons que du poisson, de préférence des poissons de mer ni cuits ni bouillis ni réchauffés par un moyen quelconque, comme par exemple toutes les sortes de harengs ou de rollmops).

- Nous renonçons au café et au thé la plupart du temps, à la faveur de tisanes, parce qu'à la consommation de café ou de thé noir ou vert correspond la nécessité d'une plus grande consommation d'eau !

- Cependant nous restons toujours fidèles à notre expresso et au Capuccino, ou à un Latte Macciato – de temps en temps !

- Notre mode d'alimentation correspond globalement à la mode actuelle appelée « Fit for life » (En forme pour la vie).

Nous avons mis à l'index « notre centrale nucléaire privée », c'est-à-dire notre four à micro-ondes qui a d'ailleurs été remisé à la cave. Cet ouvrage n'est pas le cadre idéal pour expliquer cette décision : il ne nous sert maintenant qu'à réchauffer le coussin à noyaux de cerise...

Peut-on bien tenir sur ses jambes pendant la cure ?

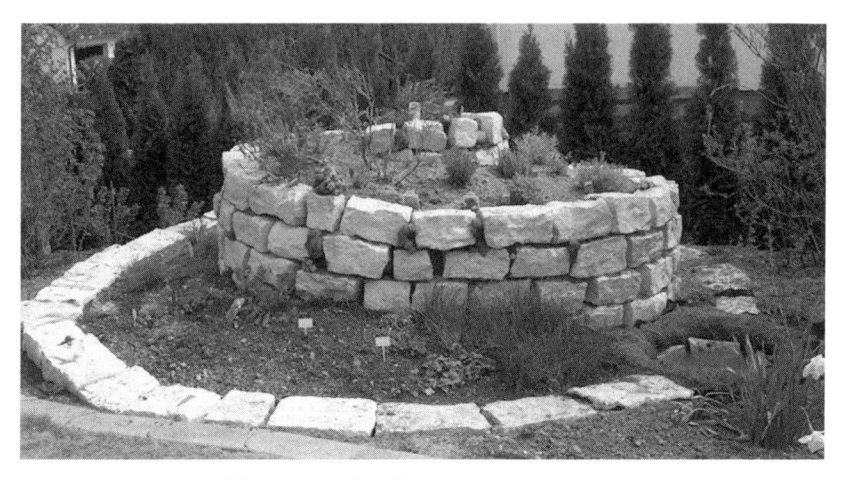

Notre spirale d'herbes aromatiques
que j'ai construite pendant la cure et qui pèse 7,5 t.

Je ne me sentais absolument pas affaibli et je n'avais pas l'impression d'avoir les jambes en coton : au contraire, à peine avais-je commencé la cure que j'étais plus actif au jardin que jamais auparavant, où je réalisais une installation que nous avions entrepris afin de manger plus sainement en construisant une spirale d'herbes aromatiques ; en plus, je faisais chaque jour « mon » *Nordic Walking* sur 3,5 kilomètres environ en une demi-heure à peu près.

La spirale d'herbes aromatiques a un diamètre d'environ 3 mètres et une hauteur de 1,10 m. J'ai trouvé les plans de construction de ce genre de spirale sur les deux sites d'Internet : www.kraeuterei.de/kraeuterspirale.htm et aussi www.heidenheimer-kraeuterhexe.de/134.htm.

J'ai combiné et modifié les différents plans de construction découverts grâce à l'Internet pour qu'ils s'approchent au maximum de mes propres idées sur un massif d'herbes aromatiques en forme de spirale.

J'ai commencé la planification proprement dite et le tracé de cette spirale dans le jardin.

Pour ce faire, j'ai utilisé des bâtons de bambou pour avoir une idée de la future installation. Après l'achat du matériel essentiel, c'est-à-dire des pierres naturelles destinées à soutenir non seulement la construction, mais aussi apportant l'esthétique et l'effet d'optique de la spirale, la phase de construction a pu commencer.

J'ai enlevé la terre sous la spirale de la profondeur d'une bêche et j'ai rempli le trou avec un fin gravier pour provoquer ainsi un effet de drainage efficace, nécessaire notamment pour les plantes aimant les sols secs. Puis, j'ai attaqué la construction du mur et son remplissage avec un mélange de terre et de sable qui, de bas en haut, était de moins en moins enrichi de substances nutritives. Au total, j'ai manipulé 7,5 tonnes de gravier, de décombres, de sable et de terre végétale. Ensuite, il s'agissait de faire prendre environ cent pieds de plantes en commençant par le bas avec les plantes aimant un sol gras comme le persil, la civette[1] ou l'oseille et la menthe pour terminer par le haut avec des plantes à terre légère supportant bien le soleil comme le romarin, la lavande ou la sauge.

J'ai transporté tous les matériaux avec une brouette entre la voiture et le jardin sur environ 40 mètres. En tout, j'ai calculé que ce sont presque 100 brouettes pleines que j'ai traînées

---

1. Civette, nom vernaculaire de la ciboulette (*Allium schœnoprasum*).

sur environ 4 kilomètres ! La preuve qu'une telle cure et une telle alimentation ne diminuaient pas mes forces...

SORTIR POUR PRENDRE LE FRAIS !

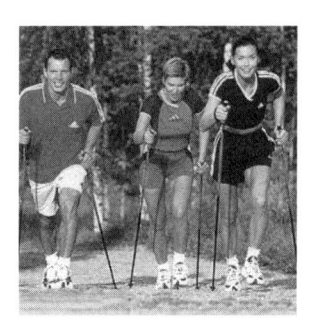

Pendant la cure, il est particulièrement important de sortir beaucoup pour respirer de l'air frais. Rudolf Breuss dit sans détour : « Beaucoup de mouvement en plein air ! »

Dès l'automne 2003, j'ai commencé l'entraînement au *Nordic Walking* avec l'objectif d'en faire si possible chaque jour, tout au moins cinq fois par semaine. Chaque fois, je fais environ 3 à 4 kilomètres en une demi-heure. Ainsi je parcours chaque semaine environ 20 kilomètres qui brûlent approximativement 2 000 kilocalories.

Pendant toute ma cure Breuss, j'ai parcouru la petite distance de 120 kilomètres...

Je ne peux que recommander le *Nordic Walking* comme sport, même s'il s'est développé pour devenir un véritable sport à la mode. Le *Nordic Walking*, déterminant la marche d'un bon pas en s'aidant de bâtons, est un entraînement efficace du corps entier, tout en travaillant sur la musculature du ventre, de la poitrine et des bras.

Même à un tempo relativement bas, grâce au mouvement des bras, la fréquence du cœur augmente et fait consommer davantage de calories soit environ 40 % de plus que lors d'une marche classique. Un autre avantage est notamment l'allègement des charges qui pèsent sur le dos et sur les articulations des genoux et des pieds.

Il en va de même pour les contractions musculaires dans les épaules ou dans la nuque qui peuvent se débloquer grâce au *Nordic Walking* et à l'utilisation correcte des bâtons appropriés.

Nous avons renoncé toutefois au stretching, c'est-à-dire à l'étirement, depuis que certains experts nous ont mis en garde contre cet effort en soulignant le risque de fatigue des articulations. Malheureusement, je ne peux pas approfondir ce sujet ici, mais les lecteurs qui connaissent le massage de Breuss et la thérapie de Dorn savent de quoi je parle...

Aujourd'hui je fais – plus exactement, nous faisons ma femme et moi – du *Nordic Walking* quotidiennement tôt le matin avant le petit-déjeuner. En hiver, cependant, nous pratiquons notre sport favori vers midi tout simplement parce qu'il fait trop froid avant le petit-déjeuner.

Concernant la vitesse de notre rythme de marche, nous essayons de nous approcher le plus possible d'un rythme cardiaque qui nous convienne bien : parce qu'un sport exécuté trop lentement et sans effort n'apporterait rien. Vouloir exécuter le *Nordic Walking* trop vite, comme les joggers qui courent en haletant et en transpirant, nous apporterait encore moins...

Les connaisseurs diront : « Bien, j'ai déjà entendu ou lu cela quelque part. » Je leur réponds : « Oui, c'est vrai ! » Ces sagesses viennent, en effet, du Dr Ulrich Th. Strunz, le « Pape de la forme » dont vous connaissez peut-être le livre *Forever Young*.

CHAPITRE 3

LES DIFFÉRENTS TYPES DE CANCERS ET LA CURE

Je le répète encore une fois : la cure de cancer ou, pour parler comme Breuss, la cure de jus, est fondamentalement la même pour toutes les espèces de cancers. Cependant certains types de cancers exigent certaines formes spécifiques de traitements complémentaires ou d'autres manières d'agir. Les éléments suivants doivent vous procurer un aperçu de ces différents traitements.

DE LA TUMEUR AU CERVEAU AU CANCER DES YEUX

La tumeur au cerveau

1. En cas d'une tumeur au cerveau, on effectuera la cure de jus de légumes additionnée de tisanes et on s'abstiendra d'absorber toute nourriture solide pendant 42 jours.

2. De plus, on doit boire par jour une ou deux tasses d'infusion froide de mélisse (*Melissa officinalis*).

3. Pour la préparer : laisser infuser pendant 10 minutes une pincée de mélisse dans une tasse remplie d'eau chaude. Voir également *Les tisanes particulières* au chapitre 8.

Le cancer de l'estomac

1. En cas de cancer de l'estomac, on effectuera la cure de jus de légumes additionnée de tisanes et on s'abstiendra d'absorber toute nourriture solide pendant 42 jours.

2. De plus, on doit boire gorgée par gorgée une tasse de tisane froide d'absinthe[1] ou de centaurée commune[2] (*Erythraea centaurium*) par jour.

3. Pour la préparer : faire infuser une petite pincée pendant seulement 3 secondes dans une tasse remplie d'eau très chaude. Voir également *Les tisanes particulières* au chapitre 8.

4. Si le cancéreux souffre en plus de mal à l'estomac d'origine psychique, Breuss conseille qu'il boive une tasse de tisane de valériane[3] avec un peu d'absinthe (il ne s'agit nullement de la boisson alcoolisée du même nom, mais de la plante médicinale du nom botanique *Artemisia absinthium*) par jour.

---

1. Absinthe (*Artemisia absinthium*) utilisée ici pour stimuler les fonctions du foie, de la formation des globules blancs et rouges.
2. Centaurée commune (*Erythraea centaurium*) ou « Petite centaurée » fébrifuge puissant, décongestionnante.
3. L'infusion de valériane est, particulièrement amère, que l'absinthe tempère par son goût anisé.

5. Pour la préparer : faire bouillir une demi-cuillère à café de racines de valériane dans une tasse remplie d'eau pendant 3 minutes ; verser ensuite le breuvage pendant 3 secondes sur une petite pincée d'absinthe.

Le cancer du foie

1. En cas de cancer du foie, on effectuera la cure de jus de légumes additionnée de tisanes et on s'abstiendra d'absorber toute nourriture solide pendant 42 jours.
2. La pomme de terre crue joue un rôle très important dans le traitement du cancer du foie. Si elle n'est pas supportée, il faut trouver une autre alternative (cf. le chapitre 6, *Un jus particulier*).
3. De plus, on boit 1 tasse de tisane d'absinthe chaude ou froide par jour.
4. Pour la préparer : pendant les premiers 5 ou 6 jours de la cure, laisser infuser pendant 10 secondes une petite pincée d'absinthe dans une tasse remplie d'eau chaude. Les jours suivants, laisser seulement 3 secondes pour éviter que l'infusion devienne trop forte !
5. Il faut également boire 2 tasses d'infusion d'épluchures de pommes de terre[1] par jour, chaudes ou froides au choix. Il suffit de faire bouillir une poignée d'épluchures de pommes de terre crues pendant 2 à 4 minutes dans deux tasses d'eau. Si on trouve que cette infusion a bon goût, c'est que le foie en a besoin ; si on a l'impression que le

---

1. Pommes de terre biologiques car les engrais et pesticides se fixent sur la peau du rhizome.

goût est mauvais, cela signifie que ce n'est pas la peine d'en boire davantage.

6. Dans une cure contre le cancer du foie, il faut appliquer en plus des compresses de feuilles de chou et faire ensuite des frictions à base d'huile d'olive ou de millepertuis[1] (laisser macérer le millepertuis dans l'huile d'olive). Pour savoir comment faire ces compresses de chou, voir l'annexe 3.

7. Attention : ne jamais ingurgiter une assiette pleine de bouillon de soupe à l'oignon d'un seul coup ! La meilleure façon d'avaler cette soupe est d'en prendre chaque heure environ 10 cuillères à soupe, bien chaude.

Le cancer des ganglions lymphatiques

1. En cas de cancer des ganglions lymphatiques, on effectuera la cure de jus de légumes additionnée de tisanes et on s'abstiendra d'absorber toute nourriture solide pendant 42 jours.

2. Je ne pense pas qu'une quelconque infusion supplémentaire ou qu'une autre application soient nécessaires pour lutter contre ce type de cancer puisque je n'ai rien trouvé dans la cure Breuss à ce sujet.

Le cancer des intestins

1. En cas de cancer des intestins, on effectuera la cure de jus de légumes additionnée de tisanes et on s'abstiendra d'absorber toute nourriture solide pendant 42 jours.

---

1. Sans exposer le thorax au soleil car l'huile est photosensibilisante.

2. De plus, bien que ce ne soit pas prescrit impérativement, je conseille, comme pour le cancer du foie, de faire de temps en temps des compresses de feuilles de chou et de pratiquer ensuite des frictions à l'huile d'olive ou de millepertuis (laisser macérer le millepertuis dans l'huile d'olive). Pour savoir comment faire ces compresses de chou, voir l'annexe 3.

Le cancer du larynx

1. En cas de cancer du larynx, on effectuera la cure de jus de légumes additionnée de tisanes et on s'abstiendra d'absorber toute nourriture solide pendant 42 jours.
2. De plus, je conseille de se rincer la bouche ou de se gargariser avec une première cuillère à soupe d'infusion d'anis (*Pimpinella anisam*) pour la recracher ensuite. Recommencez la même opération avec une deuxième cuillère ; la troisième cuillère sert à rincer puis à être avalée ensuite. Ce traitement est à renouveler plusieurs fois par jour.
3. Pour la préparer : faire bouillir plusieurs fois par jour une cuillère à café d'infusion d'anis dans une tasse remplie d'eau pendant 3 minutes. Voir également *Les tisanes particulières* au chapitre 8.
4. Breuss insiste sur le fait qu'une des causes les plus fréquentes du cancer du larynx est le tabac. Il signale que, chez les fumeurs, un autre cancer, celui des poumons, se produit 20 fois plus fréquemment que chez les non-fumeurs.

Leucémie

1. Remarque préalable : il y a plus de 50 ans que Rudolf Breuss a déjà découvert que la leucémie ne pouvait pas être un cancer du sang, mais plutôt une maladie de dégénérescence du sang causée par un dysfonctionnement des vaisseaux de la veine porte. Selon Breuss, cette maladie est guérissable dans la plupart des cas et, par conséquent, la leucémie pourrait l'être elle aussi.
2. Le dérèglement de la fonction du circuit de la veine porte serait provoqué par les dépressions psychiques. Les causes de cette forme de dépression peuvent parfois être très simples alors que le patient les ignore la plupart du temps.
3. Le patient devrait réfléchir d'où le mal pourrait bien venir et s'efforcer de l'éliminer par la détente psychique. Une fois ce premier problème éliminé, ce serait déjà un grand pas de fait.
4. Dans le cas d'une leucémie, on ne fait pas la cure complète au jus de légumes additionnée de tisanes pendant laquelle on ne doit rien manger pendant 42 jours. Le traitement assez complexe est décrit par Breuss (dans la version française) pages 83 à 87. Lire également le chapitre sur les infusions, notamment les particularités de la préparation de l'infusion de sauge.

Le cancer des lèvres

1. En cas de cancer des lèvres, on effectuera la cure de jus de légumes additionnée de tisanes et on s'abstiendra d'absorber toute nourriture solide pendant 42 jours.

2. De plus, je conseille de se rincer la bouche ou de se gargariser avec une première cuillère à soupe d'infusion d'anis (*Pimpinella*) pour la recracher ensuite. Recommencez la même opération avec une deuxième cuillère ; la troisième cuillère sert à rincer puis à être avalée ensuite. Ce traitement est à renouveler plusieurs fois par jour.

3. Pour la préparer : faire bouillir plusieurs fois par jour une cuillère à café d'infusion d'anis dans une tasse remplie d'eau pendant 3 minutes. Voir également *Les tisanes particulières* au chapitre 8.

Le cancer des os

1. En cas de cancer des os, on effectuera la cure de jus de légumes additionnée de tisanes et on s'abstiendra d'absorber toute nourriture solide pendant 42 jours.

2. Je ne pense pas qu'une quelconque infusion supplémentaire ou qu'une autre application soit nécessaire pour lutter contre ce type de cancer puisque je n'ai rien trouvé dans la cure Breuss à ce sujet.

Le cancer des ovaires

1. En cas de cancer des ovaires, on effectuera la cure de jus de légumes additionnée de tisanes et on s'abstiendra d'absorber toute nourriture solide pendant 42 jours.

2. De plus, on doit boire chaque jour une tasse d'infusion froide d'alchémille (alchémille ordinaire et alchémille des

montagnes)[1] avec un peu d'ortie blanche ou jaune, par petites gorgées.

3. Pour la préparer : laisser infuser pendant 10 minutes une pincée d'alchémille ordinaire ou d'alchémille des montagnes (ou un mélange des deux plantes) en y ajoutant une petite pincée d'ortie dans une tasse remplie d'eau chaude. Voir également *Les tisanes particulières* au chapitre 8.

Le cancer du palais

1. En cas de cancer du palais, on effectuera la cure de jus de légumes additionnée de tisanes et on s'abstiendra d'absorber toute nourriture solide pendant 42 jours.

2. De plus, je conseille de se rincer la bouche ou de se gargariser avec une première cuillère à soupe d'infusion d'anis (*Pimpinella*) pour la recracher ensuite. Recommencez la même opération avec une deuxième cuillère ; la troisième cuillère sert à rincer puis à être avalée ensuite. Ce traitement est à renouveler plusieurs fois par jour.

3. Pour la préparer : faire bouillir plusieurs fois par jour une cuillère à café d'infusion d'anis dans une tasse remplie d'eau pendant 3 minutes. Voir également *Les tisanes particulières* au chapitre 8.

---

1. L'alchemille vulgaire (xanthochlora) possède pour principale contre-indication les sujets constipés ou ayant des antécédents d'occlusion intestinale. La plante est riche en tanin et possède des vertus anti-inflammatoire (présence d'acide salicylique) comme sa cousine des montagnes (variété mouticola).

Le cancer du pancréas[1]

1. En cas de cancer du pancréas, on effectuera la cure de jus de légumes additionnée de tisanes et on s'abstiendra d'absorber toute nourriture solide pendant 42 jours.
2. De plus, je conseillerai de boire chaque jour au minimum un litre de tisane de sauge (pour la préparation voir le chapitre 8) chaude ou froide. Voir à ce sujet *Les tisanes particulières et mélanges de tisanes*.
3. Reste en plus à recommander d'appliquer *pendant quelques minutes* une compresse chaude des fleurs de graminées, de prêle ou de paille d'avoine. Les fleurs de graminées doivent seulement infuser tandis que la prêle ou la paille d'avoine doivent bouillir pendant 10 minutes.
4. Faire cette compresse seulement si on connaît un peu la technique des compresses car, si elle est mal faite, elle est plus nocive que profitable. Lire à ce sujet les indications données dans un manuel sur les applications de la méthode Kneipp qui utilise beaucoup les compresses.

Le cancer de la peau

1. En cas de cancer de la peau, on effectuera la cure de jus de légumes additionnée de tisanes et on s'abstiendra d'absorber toute nourriture solide pendant 42 jours.

---

1. Le cancer du pancréas est souvent l'un des plus fulgurants et invite – si tel est votre choix – à mettre en place un protocole de soin, très rapidement.

2. Si la taille du mélanome est comprise entre 0,5 et 1 cm de diamètre, on peut le traiter avec du jus frais de chélidoine (*Chelidonium majus*). En cassant la tige d'une plante fraîche, extraire le jus jaune et amer avec lequel il faut recouvrir la plaie plusieurs fois par jour.

3. Si le mélanome est plus important, il faut juste en couvrir les rebords à l'endroit malade et sur la peau encore saine. En hiver, faire de même avec une infusion à la chélidoine.

4. Laisser infuser pendant 10 minutes une pincée de chélidoine dans une tasse remplie d'eau chaude et l'appliquer une fois légèrement refroidie. Utiliser également de la teinture-mère de cette plante.

5. Ne jamais mettre du jus, de l'infusion ou de la teinture-mère de chélidoine sur une plaie ouverte ![1]

Le cancer des poumons

1. En cas de cancer des poumons, on effectuera la cure de jus de légumes additionnée de tisanes et on s'abstiendra d'absorber toute nourriture solide pendant 42 jours.

2. Je ne pense pas qu'une quelconque infusion supplémentaire ou qu'une autre application soit nécessaire pour lutter contre ce type de cancer puisque je n'ai rien trouvé dans la cure Breuss à ce sujet.

---

1. Il en sera de même pour les préparations à base d'arnica.

Le cancer de la prostate

1. En cas de cancer de la prostate, on effectuera la cure de jus de légumes additionnée de tisanes et on s'abstiendra d'absorber toute nourriture solide pendant 42 jours.
2. De plus, je conseillerai de boire par jour deux tasses d'infusion froide d'épilobe (*Herba epilobii parvifloris concis*)[1] par petites gorgées.
3. Pour la préparer : laisser infuser pendant 10 minutes une pincée d'épilobe dans une tasse remplie d'eau chaude. Voir également *Les tisanes particulières* au chapitre 8.
4. Breuss précise que, si un homme n'est plus capable d'uriner que goutte à goutte, il pourrait à nouveau éliminer l'urine tout à fait normalement trois jours après le début de cette cure.

Le cancer de la rate

1. En cas de cancer de la rate, on effectuera la cure de jus de légumes additionnée de tisanes et on s'abstiendra d'absorber toute nourriture solide pendant 42 jours.
2. De plus, je conseillerai de boire par jour au minimum un litre de tisane de sauge (pour la préparation voir le

---

1. L'épilobe ou osier fleuri, Laurier de Saint-Antoine est riche en tanins, mucilages, pectines, sucres, huile, sels. L'on utilise sa partie aérienne et ses racines pour les troubles urinaires et de la prostate, bien que peu de travaux scientifiques confirment ces usages populaires. Seule l'épilobe à fleurs étroites semble avoir ces vertus sur une vingtaine de variétés.

chapitre 8) chaude ou froide. Voir à ce sujet *Les tisanes particulières et mélanges de tisanes* au chapitre 8.

3. Reste en plus à recommander d'appliquer pendant quelques minutes une compresse chaude des fleurs de graminées, de prêle ou de paille d'avoine. Les fleurs de graminées doivent seulement infuser tandis que la prêle ou la paille d'avoine doivent bouillir pendant 10 minutes.

4. Faire cette compresse seulement si on connaît un peu la technique des compresses car, si elle est mal faite, elle est plus nocive que profitable. Lire à ce sujet les indications données dans un manuel sur les applications de la méthode Kneipp qui utilise beaucoup les compresses.

Le cancer des reins

1. En cas de cancer des reins, on effectuera la cure de jus de légumes additionnée de tisanes et on s'abstiendra d'absorber toute nourriture solide pendant 42 jours.

2. Je ne pense pas qu'une quelconque infusion supplémentaire ou qu'une autre application soient nécessaires pour lutter contre ce type de cancer puisque je n'ai rien trouvé dans la cure Breuss à ce sujet.

Le cancer du sein

1. Le cancer du sein arrive insidieusement. Observer des nœuds, durcissements ou rétrécissements en palpant le

sein peut être autant de signes d'un début de cancer[1]. Les douleurs et les ulcères accompagnant le cancer du sein se manifestent dans la phase déjà avancée du mal.

2. En cas de cancer du sein, on effectuera la cure de jus de légumes additionnée de tisanes et on s'abstiendra d'absorber toute nourriture solide pendant 42 jours.

3. De plus, je conseillerai de boire chaque jour une tasse d'infusion froide d'alchémille (d'alchémille ordinaire et d'alchémille des montagnes) avec un peu d'ortie blanche ou jaune, par petites gorgées.

4. Pour la préparer : laisser infuser pendant 10 minutes une pincée d'alchémille ordinaire ou d'alchémille des montagnes (ou un mélange des deux plantes) en y ajoutant une petite pincée d'ortie dans une tasse remplie d'eau chaude. Voir également *Les tisanes particulières* au chapitre 8.

Le cancer des testicules

1. En cas de cancer des testicules, on effectuera la cure de jus de légumes additionnée de tisanes et on s'abstiendra d'absorber toute nourriture solide pendant 42 jours.

2. De plus, je conseillerai de boire par jour deux tasses d'infusion froide d'épilobe (*Herba epilobii parvifloris concis*) par petites gorgées.

---

1. L'on ne peut que souligner l'importance d'un dépistage précoce par mammographie + échographie, en particulier pour les sujets à risque ou vulnérables au TSH (traitement hormonal substitutif).

3. Pour la préparer : laisser infuser pendant 10 minutes une pincée d'épilobe dans une tasse remplie d'eau chaude. Voir également *Les tisanes particulières* au chapitre 8.
4. Breuss précise que, si un homme n'est plus capable d'uriner que goutte à goutte, il pourrait à nouveau éliminer l'urine tout à fait normalement trois jours après le début de cette cure.

Le cancer de l'utérus

1. En cas de cancer de l'utérus, on effectuera la cure de jus de légumes additionnée de tisanes et on s'abstiendra d'absorber toute nourriture solide pendant 42 jours.
2. De plus, je conseillerai de boire chaque jour une tasse d'infusion froide d'alchémille (d'alchémille ordinaire et d'alchémille des montagnes) avec un peu d'ortie blanche ou jaune, par petites gorgées.
3. Pour la préparer : laisser infuser pendant 10 minutes une pincée d'alchémille ordinaire ou alchémille des montagnes (ou un mélange des deux plantes) en y ajoutant une petite pincée d'orties dans une tasse remplie d'eau chaude. Voir également *Les tisanes particulières* au chapitre 8.

Le cancer de la vésicule biliaire

1. En cas de cancer de la vésicule biliaire, on effectuera la cure de jus de légumes additionnée de tisanes et on s'abstiendra d'absorber toute nourriture solide pendant 42 jours.

2. De plus, je conseillerai de boire chaque jour une tasse d'infusion froide ou tiède d'absinthe commune (*Artemisia absinthium*) par petites gorgées.

3. Pour la préparer : pendant les premiers 5 ou 6 jours de la cure, laisser infuser pendant 10 secondes une petite pincée d'absinthe dans une tasse remplie d'eau chaude, les autres jours, laisser seulement 3 secondes pour éviter que l'infusion ne devienne trop forte. Voir également *Les tisanes particulières* au chapitre 8.

4. Attention au « déjeuner » : ne jamais ingurgiter une assiette pleine de bouillon de soupe à l'oignon d'un seul coup ! La meilleure façon d'avaler cette soupe est d'en prendre chaque heure environ 10 cuillères à soupe, bien chaude.

Le cancer des yeux

1. En cas de cancer des yeux, on effectuera la cure de jus de légumes additionnée de tisanes et on s'abstiendra d'absorber toute nourriture solide pendant 42 jours.

2. De plus, je conseillerai de boire une tasse d'infusion par jour d'euphraise (*Euphrasia rostkoviana*) froide, par petites gorgées.

3. Pour la préparer : laisser infuser pendant 10 minutes une pincée d'euphraise dans une tasse remplie d'eau chaude. Voir à ce sujet plus loin, au chapitre 8 *Les tisanes particulières et mélanges de tisanes*.

Autres types de cancers

Si vous êtes atteint par une autre sorte de cancer que les types référencés ici, vous allez sans doute vous demander si la cure de Breuss peut également être applicable contre ce cancer. Je répondrai à cette question par un **OUI** clair et net.

Cette conviction est fondée sur la vision qu'avait Rudolf Breuss de cette maladie. Pour lui, le cancer est une tumeur autonome qui se développe très lentement au début puis grossit ensuite très rapidement pour devenir ainsi une tumeur cancéreuse. À ce stade, peu importe de quel cancer il peut s'agir.

Selon Breuss, un cancer peut se développer tout simplement par une pression, par exemple quand les aliments restent trop longtemps dans l'estomac, entraînant une gêne de la circulation sanguine à cet endroit. Or, cet organe ainsi atteint souhaite quand même vivre normalement et il se met à développer un cancer.

Breuss est convaincu que le cancer se nourrit de la protéine qu'il extrait des aliments solides. Dès qu'on prive le corps de toute alimentation solide, le sang avide de protéines se met à manger tout ce qui est superflu : des tumeurs, des scories, des excroissances.

En suivant cette argumentation de Breuss, il est donc inutile de préciser l'endroit du corps où se situe le cancer. La seule question qui se pose est la suivante : quelle tisane complémentaire faut-il prendre ? Je pense qu'il faut prendre une tisane conseillée pour un cancer assez proche de l'endroit où se trouve le cancer à considérer. Prenons un exemple : dans le cas du cancer de la thyroïde, je conseillerai comme tisane complémentaire une infusion d'anis (*Pimpinella*) recommandée pour un cancer du palais.

Je pense que cette tentative peut en valoir la peine, mais malheureusement nous ne pouvons plus demander conseil à Breuss.

CHAPITRE 4

LA CURE TOTALE DE CANCER PAS À PAS

Breuss écrit que sa « cure de cancer » qu'il dénomme également « cure au jus de légumes » ou plus simplement « cure au jus » est à recommander, en plus du traitement des cancers, dans les cas suivants :

1. Cure prophylactique contre toutes les autres maladies cancéreuses.

2. Cure de régénération pour tout le corps :
   a. Boire avant le repas entre 1/8e et 1/4 de litre de jus de légumes par jour,
   b. Boire en plus une infusion de sauge et une tisane pour les reins.

3. Cure d'amaigrissement sans souffrir ni de faim ni de soif, et sans le moindre effet secondaire. Si possible prolonger cette cure pendant 42 jours, comme pour le cancer.

J'explique dans mon journal relatant la cure comment j'ai pu perdre du poids en si peu de temps. Je rappelle mes « performances » :

- en une semaine: 4,5 kg,
- en deux semaines : 8,5 kg,
- en trois semaines : 14,0 kg,
- en quatre semaines : 17,5 kg,
- en six semaines : 20 kg.

4. Cependant il faut absolument prendre en considération le fait que j'ai pratiqué beaucoup de sport pendant la cure et que je n'hésitais pas à faire des efforts physiques (la construction de la spirale d'herbes aromatiques !).

5. Cure de printemps.

6. Pour améliorer la circulation du sang.

7. En cas de maladies des articulations comme l'arthrite, l'arthrose, etc., en complément d'une thalassothérapie.

Mais revenons à la cure proprement dite...

Avant la cure...

Ce que vous devez faire

1. Examinez avant tout, si le type de cancer dont vous souffrez peut être vaincu par la cure Breuss. Référez-vous aux différents types de cancers expliqués au chapitre 3.

2. Si vous ne trouvez pas votre type de cancer dans le chapitre 3, je vous recommande de lire attentivement les remarques que j'ai rédigées à la fin du chapitre 3.

3. Si vous avez trouvé votre cancer ou un type de cancer similaire, posez-vous sérieusement la question : êtes-vous capable de ne rien manger pendant 42 jours ?

4. La confiance dans votre volonté propre et dans vos propres forces est nécessaire pour commencer la cure – et pour aller jusqu'au bout des 42 jours.

5. Il n'est pas exclu que votre cure Breuss échoue, parce que vous n'y croyez pas ou que vous ne supportiez pas de passer 42 jours sans nourriture solide.

6. L'acceptation passive des méthodes médicales classiques est, à juste titre, plus facile à supporter pour bon nombre de personnes – malgré tous les effets secondaires et les doutes sur les résultats de guérison.

7. Il est plus facile de vous en remettre à un service hospitalier et de faire travailler les autres contre votre cancer, que de devenir actif par vous-même.

8. Le médecin F. B. de Berchtesgaden écrit à l'âge de 87 ans : « Je vois dans la cure de Breuss, modifiée et adaptée aux malades d'aujourd'hui, une possibilité de guérir les cancéreux, à condition qu'ils aient le courage et la force d'aller jusqu'au bout de la cure. »

9. Il écrit ensuite ceci : « Si une foi très forte accompagne la cure, alors un miracle non programmé jusqu'alors pourrait bien se produire. »

10. Je peux et je veux compléter cette pensée : vous pouvez et vous devez croire dès le début au succès de cette cure et en vos propres forces, autrement cela ne vaut pas la peine du tout de commencer une telle privation de nourriture…

11. Lorsque vous prendrez votre décision, pensez à moi qui ai réussi cette cure et aux autres alternatives qui m'étaient offertes.

12. Pensez aussi quelles peuvent être vos alternatives. Et aux conséquences qu'elles pourraient avoir.

13. 42 jours ne sont pas une éternité ! Après ce laps de temps relativement court, grâce à des examens de contrôle, vous pouvez acquérir la certitude que vous avez vaincu votre cancer. Cela va si vite !

14. Et si vous n'avez à présent aucun cancer ou si vous le ne savez pas, vous pouvez acquérir la certitude grâce à cette cure en un peu plus de 6 semaines que vous n'aviez aucun cancer ou que vous l'avez vaincu à cette occasion.

15. Si vous croyez ne pas avoir le temps de faire cette cure, pensez quand même que vous pourriez avoir dans très peu de temps toute l'éternité pour la faire – sauf que cela ne vous servira plus à rien…

16. Pour les personnes les plus âgées d'entre vous, la phrase suivante de Breuss pourrait être une aide lors de la prise de votre décision pour suivre la cure : « Je voudrais encore remarquer que les gens plus âgés font plus facilement ma cure de cancer, puisqu'ils jeûnent plus facilement et n'ont plus autant besoin d'éléments énergétiques. »

17. Cette remarque du vieux Breuss ne devrait toutefois pas faire peur aux plus jeunes qui sont, en effet, le plus souvent « en meilleur état » que les plus âgés.

18. Bien que vous ayez déjà subi une opération infructueuse, un traitement aux rayons ou même une chimiothérapie dans l'histoire de votre maladie, la cure Breuss peut vous rendre l'espoir. Elle peut vous apporter une aide précieuse, à condition que vous attendiez deux à cinq mois avant de commencer la cure (voir également le chapitre 5).

19. Si vous pensez avoir suivi jusqu'ici la pensée et les conseils de Rudolf Breuss et les miens, voici maintenant venu pour vous le moment de prendre votre décision !

20. Décidez-vous à faire la cure !

21. Même si vous avez pris une autre décision, vous êtes cordialement invité à lire ce livre jusqu'à la fin.

22. C'est maintenant à vous de décider si vous voulez faire la cure sous la surveillance d'un médecin (votre médecin traitant ?) ou en collaboration avec un autre membre du corps médical, ou non.

23. Rudolf Breuss écrit dans son livre qu'à ses débuts il a toujours conseillé de faire la cure sous surveillance médicale ; alors que plus tard, il ne le conseillait plus ! Reste à savoir pourquoi...

24. Le médecin auquel vous demandez conseil, votre médecin traitant habituel, a-t-il une attitude positive ou sceptique à l'égard de votre cure ? J'ai informé mon médecin traitant 14 jours *après* le début de la cure que je l'avais commencée. Il m'a examiné brièvement et m'a donné son « son feu vert ».

25. Si mon médecin avait réagi autrement, cela n'aurait pas modifié ma détermination ; j'étais bien parti pour faire cette cure d'une manière ou d'une autre.

26. 14 jours plus tard, j'ai informé de nouveau mon médecin traitant du progrès de la cure.

27. Après le succès de la cure, il s'est réjoui du résultat et a réagi très positivement.

28. Lisez maintenant ce livre très attentivement en soulignant tous les conseils qui concernent votre type de cancer.

29. Fixez-vous une date assez proche (si possible la semaine prochaine) pour commencer la cure.

30. Procurez-vous une centrifugeuse ou un appareil de cuisine d'extraction de jus. Cela ne doit pas être un appareil hautement performant. Je me suis procuré pour ma première cure un appareil qui n'a coûté que 50 euros.

31. Peut-être pouvez-vous emprunter l'appareil auprès d'un de vos amis pour 6 semaines ?

32. Atteint d'une forme de cancer grave, vous avez tout intérêt à utiliser des jus pressés par vous-même à partir de légumes biologiques.

33. Si vous voulez ou devez utiliser des jus de légumes achetés en bouteille, lisez attentivement l'étiquette « Jus de légumes de Breuss ». J'ai fait une liste des différents fabricants (au chapitre 9 *Les achats pour la cure Breuss*). Vous trouverez ces produits dans différentes chaînes de droguerie, mais aussi dans beaucoup de magasins de produits biologiques et naturels ainsi que dans les magasins de produits diététiques. Lisez attentivement le paragraphe *Faut-il presser le jus de légumes soi-même ?*

34. Si vous achetez des jus de légumes tout prêts, inutile de vous procurer une centrifugeuse évidemment.

35. Allez avec votre liste de courses (annexe 1) chez votre pharmacien (le plus souvent les infusions sont vendues en pharmacie ou éventuellement dans les magasins diététiques) et commandez les différentes tisanes recommandées pour votre type de cancer.

36. Certaines tisanes ne sont délivrées que sur ordonnance. Malgré cela, jusqu'à maintenant, je n'ai jamais rencontré le moindre problème pour me les procurer.

37. Ne faites pas mélanger les tisanes par le pharmacien ou par son fournisseur, mais mélangez-vous-même les tisanes plus tard (selon les indications du chapitre 8), ainsi vous savez vraiment de quoi est composé le mélange.

38. Au plus tard trois jours après la commande, vos tisanes devraient êtres disponibles dans votre pharmacie et coûter au maximum 100 à 120 €.

39. Mélangez les différentes tisanes selon votre type de cancer ; faites une réserve pour les prochains jours et semaines, voir le chapitre 8. Voilà les différents mélanges de tisanes :

- *La tisane pour les reins*
  Un traitement pour tous les cancers, le mélange suffira pour les trois premières semaines.

- *La tisane de sauge*
  Un traitement pour tous les cancers ; on peut mélanger d'avance une certaine quantité de cette tisane, car il s'agit là d'un des deux principaux mélanges de la cure.

- *Le mélange spécial de tisanes* (j'ai créé ce terme)
  Un traitement pour tous les cancers ; là aussi on peut mélanger d'avance une certaine quantité de cette

tisane, car il s'agit du deuxième des principaux mélanges de tisanes.

- *La tisane de mélisse*
  Ce mélange n'est utile que pour le traitement d'une tumeur au cerveau ; faire le mélange uniquement avec les différentes espèces de mélisse achetées.

- *La tisane d'alchémille des montagnes et d'alchémille ordinaire*
  Un traitement n'est utile que pour le cancer du sein, des ovaires et de l'utérus.

Pour bien mélanger les différentes tisanes, vous pouvez procéder comme indiqué dans le chapitre 8. Pour bien les conserver, j'ai personnellement gardé les mélanges dans des récipients de marque Tupperware et équivalents.

40. Inscrivez ensuite clairement les noms des tisanes mélangées sur les boîtes pour éviter toute erreur ! J'ai reproduit les étiquettes dans l'annexe 8 pour la plupart de ces tisanes – vous pouvez soit les recopier soit les découper et les coller sur les boîtes correspondantes.

41. Allez dans un magasin pour acheter les différentes sortes de légumes selon l'annexe 1 dans les quantités proposées (achat – réserves). Si possible achetez des légumes de production biologique.

42. Un conseil pratique : lors de ma cure, j'ai toujours pressé moi-même le jus, seulement les carottes venaient d'une

culture biodynamique. Tout de même, j'ai vaincu le cancer !

43. Ou, si vous ne désirez pas fabriquer votre jus, procurez-vous la quantité correspondante en bouteille de « jus de légumes de Breuss (Breuss-Gemüsesaft) ». Vous aurez besoin d'environ 21 litres, donc au maximum 30 bouteilles.

44. Un conseil : buvez déjà, quelques jours avant la cure, et pendant le repas : 1/4 de litre de jus par jour pour vous habituer d'avance au goût de ce jus. Buvez le jus toujours par petites gorgées, bien mélangées à votre salive et avant le repas.

45. Procurez-vous un appareil pour mesurer votre tension, ce qui vous permettra de surveiller votre tension pendant la cure. Dès que la tension baisse trop, Breuss conseille d'aller voir votre médecin pour lui demander de vous prescrire « quelque chose pour le cœur »[1]. En outre, il donne dans son livre plusieurs indications à suivre pour éviter une chute de tension (incluant même des éléments interdits pendant la cure comme la consommation de salade de céleri-rave ou de fraises). Il indique également ce qu'il faut faire en cas de tension élevée sans aller voir un médecin. Pendant des années, j'ai pris des médicaments contre mon hypertension jusqu'au début de ma

---

1. Ce qui suppose un encadrement médical pour les personnes hypo/hypertendues habituées à un traitement spécifique. Une crise ou une chute de tension pouvant générer de graves problèmes. La présence d'un médecin « ami » s'avérant précieuse dans votre démarche.

première cure lorsque Breuss m'a conseillé de les arrêter. Depuis, ma tension a baissé et s'est stabilisée à un niveau très correct.

46. Breuss explique dans son livre que, d'après son expérience, la plupart des cancéreux se couchent sur des rayons terrestres nuisibles, dans certains cas particulièrement difficiles, il doit même s'agir de croisements de tels rayons. Rudolf Breuss conseille donc de faire venir un sourcier[1] qui peut établir les veines d'eau. Le mieux serait ensuite de déplacer le lit ou d'en d'utiliser un nouveau. Je dois reconnaître que jusqu'à maintenant je n'ai pas suivi ces conseils.

47. Votre appartement doit être dépourvu de tout élément toxique comme les produits organométalliques, les produits antimites, les camphres (artificiels), le DDT, les aérosols anti-mouches, les épurateurs d'air pour les WC, etc., si vous voulez recouvrer la santé. Vous reconnaissez ces poisons entre autres à leur odeur insupportable et intense. Débarrassez-vous de ce genre de choses avant de commencer la cure et aérez tout à fond !

48. Procurez-vous trois ou quatre récipients pour conserver votre boisson, si vous avez l'intention de quitter la maison pendant un certain temps pour continuer la cure (à votre bureau par exemple) tout à fait normalement. Ces récipients serviront à emporter partout avec vous les différents jus et tisanes. Voir à ce sujet le chap. 4 *Pendant la cure*.

---

1. Consultation d'un sourcier ou d'un radiesthésiste spécialiste des ondes de forme, des réseaux Hartmann.

49. Bricolez votre « barème de contrôle et de récompense » selon ma proposition dans l'annexe 5.

50. Recopiez l'emploi du temps du jour (reproduit dans l'annexe 2), si possible en format agrandi, et placez-le à côté de votre place à la table de la salle à manger : c'est un excellent moyen mnémotechnique qui vous permettra d'être sûr de ne rien oublier pendant 42 jours.

Le nettoyage des intestins

1ère possibilité : faire un premier nettoyage quatre jours avant le début de la cure avec le sel de Glauber (= sulfate neutre de sodium, à acheter en pharmacie). Refaire ce traitement trois jours plus tard.

2ᵉ possibilité : prendre deux, trois jours avant la cure chaque jour 1 cuiller à soupe de graines de moutarde juste après vous être levé le matin et boire ensuite un verre d'eau tiède.

3ᵉ possibilité : vous procurer dans un magasin diététique une bouteille de jus de choucroute dont vous aurez besoin plus tard de toute façon. En boire un ou plusieurs verres et les intestins seront « nettoyés » et préparés à ne plus rien (presque) recevoir pendant les 42 jours prochains.

4ᵉ possibilité : en cas de muqueuse intestinale sensible, mieux vaut faire des lavements à l'eau chaude. Pour cela vous avez besoin d'un appareil spécifique, un injecteur (vendu en pharmacie), et de deux litres d'eau à 37°.[1]

---

[1]. Cette eau chaude recevra 1 c. à soupe de gros sel marin naturel afin que ce liquide se rapproche de la composition du sang. De ce fait, l'organisme ne fera pas de rétention du liquide (à l'expulsion).

51. Breuss ne parle pas expressément d'une purge des intestins, mais je ne peux que la recommander pour éviter des troubles digestifs.

52. À la veille de la cure, préparez déjà 1 1/2 tasse de tisane pour les reins (chapitre 8). La tisane est à boire le lendemain matin comme début de votre cure.

Ce que vous ne devez pas faire

Si vous vous sentez faible, si vous venez de subir une opération sans succès, une chimiothérapie ou un traitement aux rayons, vous ne devez pas entreprendre immédiatement la cure de Breuss. Lisez attentivement le chapitre 5 *Trop faible pour la cure ?* Dans un tel cas, il peut être envisageable de vous fortifier d'abord physiquement grâce à des fortifiants naturels ; parallèlement à cela, il faut vous familiariser mentalement avec l'idée de la cure pour que, finalement, mûrisse la décision : Je veux faire la cure !

PENDANT LA CURE...

Ce que vous devez faire si possible

1. Il n'est pas nécessaire de rester couché pendant cette cure, au contraire vous devez travailler pour ne pas toujours penser aux repas inexistants et à la maladie. En tant que gérant d'une petite société d'informatique, j'ai travaillé sur l'ordinateur, j'ai rendu visite à mes clients et j'ai également travaillé physiquement tout en me sentant très bien pendant toute la durée de la cure.

2. Vous devez toujours contrôler votre tension artérielle pendant la cure. Vous trouvez les instructions dans le livre allemand de Breuss à la page 70 (la tension trop haute) et 71 (la tension trop basse). J'ai déjà parlé un peu plus haut de cette nécessité.

3. Au cas où un jour, vous auriez vraiment « ras-le-bol » du jus de légumes, ne vous contraignez pas à l'avaler à tout prix. Privez-vous plutôt une journée de vos jus de légumes et buvez d'autres jus autorisés.

4. Si vous vous sentez constipé un jour, vous pouvez faire des lavements avec une infusion à la camomille ou boire une légère tisane laxative ou introduire un peu de beurre solide dans les intestins. Voir également à ce sujet le chapitre 4 « *Constipation* ».

Ce que vous devez faire absolument

1. Important à faire pendant la cure : faire beaucoup de mouvements en plein air ! Pendant la cure, je ne me suis pas contenté de travailler physiquement (construction de la spirale d'herbe aromatique dans notre jardin avec son poids total de 7,5 t.), mais j'ai fait également chaque jour mon *Nordic Walking* de 3,5 kilomètres à travers la forêt et les champs. Cette activité est très importante pour quelqu'un comme moi dont le travail est sédentaire devant un ordinateur et l'Internet.

2. Il faut respecter minutieusement toutes les données de la cure Breuss, car selon les écrits de Rudolf Breuss, les échecs prétendus de la cure s'expliqueraient simplement

par le fait que la cure n'a pas été respectée strictement en **tous** points.

3. Suivez donc toutes les indications détaillées données dans mon livre (en l'adaptant naturellement chaque fois à votre propre type de cancer).

Ce que vous ne devez pas faire

1. Fumer. « Les fumeurs cancéreux, écrit Breuss, qui n'arrêtent pas de fumer pour toujours, font ma cure de jus sans succès ! »

2. Souvent on me pose la question de savoir, si on ne pourrait peut-être pas manger un peu de pain, de miel, d'œufs ou de légumes par exemple en plus de la cure de jus. Ou si on pourrait éventuellement boire un jus de groseille, de framboise ou de courge. Plusieurs personnes veulent savoir si on peut prendre simultanément des médicaments. Ou si on pourrait boire d'autres tisanes que celles recommandées, ou éventuellement de l'eau. À tout cela, Rudolf Breuss dit clairement **NON** !

3. Dans son ouvrage de 1990, Breuss ne parle pas de la possibilité de boire de l'eau[1], donc il ne l'autorise pas non plus. Il parle par contre toujours de la tisane de sauge et de mélanges de tisanes spécifiques que le patient peut

---

1. En revanche, les infusions seront préparées avec des eaux très peu minéralisées : Mont Roucous, Katel Roc, Volvic. Ces eaux très pures possèdent une « résistivité » exceptionnelle qui aide les cellules à se régénérer.

boire à volonté. À mon avis, l'eau diminuerait l'effet des tisanes parce qu'elle dilue ces boissons d'importance vitale.

4. Pendant la cure il est interdit de se faire faire des injections ou des rayons.

5. Les médicaments qu'un malade a pris jusqu'à maintenant ne doivent plus être pris pendant la cure ; seule exception : les diabétiques insulinodépendants doivent continuer de prendre de l'insuline.

6. Selon Breuss, on ne doit pas non plus prendre de médicaments même si le médecin vous en propose éventuellement pour accompagner la cure (par exemple pour réduire la tension).

7. J'ai déjà cité mon propre cas : j'ai arrêté mes médicaments contre l'hypertension et je ne les ai jamais repris...

Travailler normalement pendant la cure

Pendant la cure, dit Rudolf Breuss, aucun repos n'est nécessaire la plupart du temps, au contraire, on devrait, si possible, travailler pour être distrait et ne pas penser aux repas et à la maladie.

Je ne peux que confirmer que le travail m'a fait du bien pendant la cure et qu'il m'a procuré même plus de plaisir qu'avant ou après la cure. Qu'ai-je fait pendant la cure ?

- Il s'agissait avant tout de l'activité tout à fait ordinaire d'un directeur de petite entreprise d'informatique (le fait d'avoir mon bureau dans ma propre maison facilitait beaucoup les choses) dont l'occupation est l'archivage électronique et l'Internet. À côté de la gestion proprement dite de l'entreprise, je dois passer un grand nombre de coups de téléphone, de télécopies et de courriels, je dois faire des réunions ou rendre visite à mes clients, écrire des textes et faire de la programmation dans et pour l'Internet…

- En plus j'avais des tâches quotidiennes à l'intérieur et à l'extérieur de la maison et m'occupais, comme vous le savez déjà, de la construction de cette fameuse spirale d'herbes aromatiques dans mon propre jardin.

- Enfin, j'avais également une activité bénévole en tant que président d'une association locale, avec ses séances du bureau et mille autres tâches. Également un travail non négligeable…

- Je peux donc conclure de cette expérience que j'ai pu remplir mes tâches à la maison et à l'extérieur pendant la cure sans difficultés, le plus souvent même avec plus d'aisance que d'habitude.

D'autres participants de la cure Breuss m'ont confirmé qu'ils ont connu pendant la cure complète des moments réels de bonheur sans doute liés à une production accélérée d'endorphines. Ils se sentaient non seulement bien dans leur peau, mais arrivaient à travailler plus, même beaucoup plus qu'auparavant.

Pendant sa cure un commerçant indépendant de mes relations faisait par exemple des choses qu'il n'avait encore jamais faites : par exemple, il préparait le petit-déjeuner de sa famille, faisait cuire le déjeuner qu'il servait avec attention et s'occupait du dîner tellement somptueux que sa famille s'imaginait être allée dans un grand restaurant ! Et il préparait tous ces repas sans en manger le moindre morceau lui-même ! De plus il travaillait du matin au soir dans son supermarché sans avoir l'impression que c'était pour lui la corvée habituelle. Ses collaborateurs et collaboratrices m'ont confirmé que leur patron n'avait jamais été aussi aimable et l'activité aussi harmonieuse que lors de cette cure Breuss ! Voilà ce que les hormones du bonheur peuvent provoquer !

Une autre de mes connaissances, un artisan et entrepreneur indépendant, a augmenté, consciemment ou inconsciemment, sa journée de travail de 12 heures normales à une moyenne de 15 heures pendant la cure ; il travaillait comme toujours sur des chantiers et au bureau, rencontrait ses clients sans se sentir le moins du monde stressé. Comme je l'ai déjà indiqué dans mon cas, son travail lui faisait tout simplement plaisir pendant la cure de cancer. Il était réfléchi, calme, concentré et travaillait efficacement. Aucune trace d'un détournement d'attention ou d'un amoindrissement de ses capacités qui auraient été occasionnés par la cure.

- Alors comment faisait-il pour préparer les jus et les tisanes ? Exactement comme je le recommande dans les chapitres *Travailler normalement pendant la cure* et *Se déplacer pendant la cure*.

- Au cours de ses visites à des clients, il était souvent invité à prendre une tasse de café ou de thé, une habitude tenace dans nos rendez-vous avec des clients ou des partenaires professionnels. Il sortait alors la bouteille thermos de son attaché-case pour verser le mélange spécifique de tisanes ou son infusion de sauge dans sa tasse et la conversation s'orientait alors vers la cure Breuss.

- Pendant les 6 semaines de cure qu'il faisait à titre prophylactique contre le cancer et pour se régénérer, il a réussi à faire connaître cette méthode de Breuss dans plus d'une vingtaine de familles.

Comme l'emploi du temps d'une journée de cure le fait apparaître (Annexe 2 : *Le déroulement d'une journée de Cure*), la plus grande partie de cette cure se passe essentiellement très tôt le matin. Après le « déjeuner » (au bouillon de pelures d'oignons), vous pouvez vous déplacer librement et aller travailler l'après-midi, à condition que vous emportiez plusieurs récipients contenant vos boissons.

Tels sont mes conseils, fondés sur mon expérience :

- Un petit récipient (bouteille, gourde de poche, etc.) avec une capacité maximale d'1/4 de litre pour le jus de légumes.

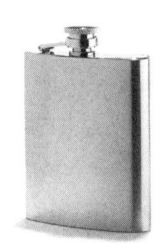

- Un autre d'égale dimension pour le géranium herbe à Robert.

- Un récipient un peu plus grand (genre bouteille thermos) pour le mélange spécifique de tisanes qui vous boirez en alternance avec l'infusion de sauge (le récipient doit être assez grand, car ce sont les deux seuls mélanges de tisanes que vous puissiez boire autant que vous le voulez…).

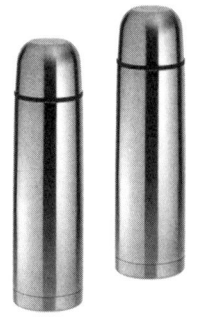

- Un autre récipient de la même taille environ (bouteille thermos) pour le bouillon de pelures d'oignons.

- Un cinquième récipient d'1/4 de litre pour l'infusion spécifique que vous devez boire éventuellement dans l'hypothèse de certains autres types de cancers.

- Si vous prévoyez de devoir emporter avec vous de la tisane de sauge ou/et du mélange de tisanes, prévoyez logiquement une sixième ou une septième bouteille thermos.

Se déplacer pendant la cure

On ne peut pas toujours éviter de se déplacer pour **quelques** jours pendant cette cure de 42 jours (mais pas quelques semaines, autrement il s'avérerait que vous avez mal choisi la période de votre cure !).

Tout ce que je viens de conseiller ci-dessus reste globalement valable, aux quelques modifications suivantes près :

- Les récipients utilisés pour les différentes boissons doivent être plus grands parce qu'ils doivent contenir les tisanes pour plusieurs jours.

- Puisque la tisane est bue froide, vous pouvez la préparer d'avance pour plusieurs jours.

- Si, cependant, votre déplacement dépasse trois ou quatre jours, il semble inévitable que vous partiez avec vos plantes pour préparer de temps en temps une infusion fraîche.

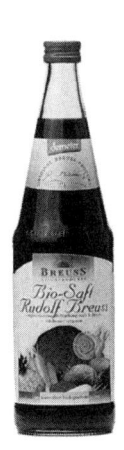

- Demandez aux cuisiniers de l'hôtel où vous vous trouvez de vous préparer un bouillon de pelures d'oignons ou de le préparer vous-même.

- Puisqu'il vous sera peut-être impossible de presser chaque jour votre jus de légumes frais (sauf si vous partez avec la centrifugeuse sous le bras !), vous aurez sans doute recours aux jus de légumes tout préparés en bouteilles.

Le jus de pomme, de choucroute et de citron

Ces conseils sont à prendre avec précaution s'agissant des moyens vous permettant de surmonter le « point mort » la dernière semaine de cure. Lisez à ce sujet l'annexe 4, *Le 35ᵉ jour*.

Au cas où vous ne supportez pas les jus de légumes, ces jus peuvent vous aider à faire quand même la cure. Pour plus de détails, lisez dans le chapitre 6 *Si on ne supporte pas le jus de légumes…*

En plus du jus de légumes, écrit Breuss, vous pouvez prendre de temps en temps une gorgée de jus de choucroute. Je n'avais pas lu cette indication de Breuss et n'avais donc pas bu de jus de choucroute…

Pour échapper à la monotonie de la cure vers la période critique, il est également permis de boire un peu de jus de citron, mais **jamais** de jus de pomme. Une exception : vous pouvez consommer un jus de pomme frais, mais **ne jamais** le mélanger avec d'autres jus (de fruits).

Et ne jamais rajouter de sucre ! Ces jus doivent être bus gorgée après gorgée et toujours bien mélangés avec votre salive.

Constipation ?

J'ai déjà évoqué plus haut les conseils de Breuss concernant la constipation :

- lavement de camomille,
- tisane laxative légère[1],
- un morceau de beurre.

J'ajoute :

- Un verre de jus de choucroute suffit aussi le plus souvent.

L'un des effets de la cure de jus, explique Breuss, est de stimuler l'action de la veine porte qui conduit à faire assimiler presque entièrement par le corps tout ce qui transite par les intestins ce qui réduit sensiblement la masse fécale.

Néanmoins il est important que l'élimination des selles et de l'urine soit suffisante afin que les matières fécales ne restent pas trop longtemps dans le corps et provoquent des symptômes d'intoxication.

Voir aussi, à ce sujet, le chapitre 4 *Avant la cure* le paragraphe « Le nettoyage des intestins ».

---

1. Infusion de mauve, par exemple. Éviter les laxatifs puissants : séné, bourdaine, aloès...

APRÈS LA CURE...

1. Après la cure Breuss, il faut recommencer à manger lentement et peu salé.

2. Il est recommandé de prendre une nourriture légère et de boire pendant deux à quatre semaines environ encore 1/16ᵉ de litre (environ une demi-tasse) de jus de légumes par jour, toujours par petites gorgées avant les repas.

3. Je recommande pour cette phase d'utiliser plutôt du jus en bouteille, car 1/16ᵉ de litre = 62,5 ml est une si petite quantité qu'il ne vaut pas la peine de la préparer soi-même.

4. Afin de récupérer plus rapidement après cette cure, vous pouvez avaler, d'après Breuss, trois fois par jour une cuillère de « Bio-Strath-Aufbau-Präparat » (un reconstituant liquide biologique) ou trois fois par jour deux comprimés de « Bio-Strath-Aufbau-Hefetabletten » (le même produit sous forme de comprimés de levure). Vous pouvez prendre ces reconstituants biologiques pendant plusieurs mois, en tout cas aussi longtemps qu'il le faut jusqu'à ce que vous vous sentiez de nouveau en pleine forme. Où les acheter ? Voir *La liste de vos courses*.

5. Pour vous informer sur la transition correcte entre la phase de jeûne et le retour à la nourriture solide, je vous conseille vivement de lire un livre sur le jeûne[1] traitant de cet aspect. En effet, bien des personnes n'ont pas une constitution aussi solide que la mienne et connaissent plus ou moins de problèmes au moment de cette transition. Il est toujours intéressant de savoir, par exemple, que votre corps a pratiquement arrêté de produire les sucs gastriques pendant la cure. Et de ce fait, vous pouvez avoir de graves problèmes digestifs après la cure. Ainsi je ne peux que recommander de faire bien attention à la transition du jeûne à l'alimentation normale.

6. Faites-vous faire un examen médical 8 à 15 jours après la fin de la cure, et non pas tout de suite ! Ainsi, votre médecin traitant peut savoir si la cure totale de Rudolf Breuss a vaincu votre cancer ou non.

---

1. Shelton – *Le Jeûne* – Éditions le Courrier du Livre
ou
Alain Saury – *Se régénérer par le jeûne* – Éditions Dangles.

CHAPITRE 5

ÊTES-VOUS TROP FAIBLE POUR LA CURE?

Partout, on rencontre des personnes atteintes d'un cancer, dont certaines ont abandonné les médecines traditionnelles parce qu'aucune thérapie classique ne leur a apporté la moindre amélioration. Au début de son ouvrage *Cancer/Leucémie*, Rudolf Breuss cherche à redonner espoir à ces patients et patientes, en écrivant : « La situation n'est pas encore désespérée chez beaucoup de malades qui ont été opérés ou traités par radio- ou chimiothérapie. » Il cite, quelques pages plus loin, le cas d'une patiente qui a commencé la cure malgré un état de maigreur important et un poids de 45 kg au lieu de 55 kg et qui a recouvré la santé.

Il faut se sentir suffisamment fort

1. Immédiatement après une opération, il est déconseillé de commencer la cure de cancer. Vous devez attendre deux à cinq mois et voir comment vous vous sentez.

2. Pendant ce délai d'attente, buvez 1/16e de litre (une demi-tasse) de jus de légumes par jour et mangez des plats légers comme une soupe de crème d'avoine, un potage de légumes, des légumes, éventuellement un peu de viande de volaille[1] ou de veau...

3. Ces jus de légumes doivent être pressés tout frais, cela va de soi ! Ici le meilleur est considéré comme juste bon.

4. Pendant la cure proprement dite, le patient doit prendre le jus de légumes par petites gorgées avant les repas en même temps que les tisanes prescrites, mais aussi l'infusion de sauge et la tisane pour les reins (pour la préparation voir chapitre 8).

5. **Commencez seulement la cure elle-même dès que vous vous sentez assez fort pour aller jusqu'au bout.**

6. Breuss recommande en principe les produits « Bio-Strath pour la phase d'après cure pour que le patient puisse récupérer plus vite. Mais dans le cas présent quand il s'agit de préparer un patient affaibli à la cure de Breuss, ces produits peuvent également apporter de

---

1. Biologique, cela va de soi. L'on éliminera la peau cuite des volailles.

bons résultats. Je recommanderai au patient de prendre 3 fois par jour une cuillère Bio-Strath-Aufbau-Präparat ou 3 fois par jour deux comprimés de Bio-Strath-Aufbau-Hefetabletten. Ces produits de reconstitution peuvent être pris selon Rudolf Breuss pendant plusieurs mois, en tout cas jusqu'au moment où la personne se sent assez fortifiée.

7. Pendant la cure, il est primordial de respirer de l'air frais. Rudolf Breuss dit clairement et brièvement : « Beaucoup de mouvements en plein air ». Cela va de soi, évidemment, pour des patients encore affaiblis devant être ramenés progressivement vers un niveau physique leur permettant de faire la cure et de répondre ainsi à l'exigence de Breuss. Un entraînement reconstituant, mais prudent est nécessaire.

8. L'état psychique du patient joue un rôle très important et il faut donc le conduire lentement vers la cure et la lutte contre le cancer. Le but doit être d'approfondir dans son inconscient l'idée de :
Je veux vaincre le cancer !

9. Le médecin F. B. de Berchtesgaden écrit à l'âge de 87 ans : « Je vois dans la cure de Breuss, modifiée et adaptée aux malades d'aujourd'hui, une possibilité de guérir les cancéreux, à condition qu'ils aient le courage et la force d'aller jusqu'au bout de la cure. » Et il écrit un peu plus loin : « Si une foi très forte accompagne la cure, alors un miracle non programmé jusqu'alors pourrait bien sûr se produire. »

10. Je ne cesse de leur répéter : avant la cure, le malade doit croire fermement au succès de la cure Breuss et aussi être convaincu de la force qu'il a en lui pour y arriver. Autrement, cela ne vaut pas la peine de commencer cette cure…

CHAPITRE 6

UN JUS PARTICULIER

Les jus font partie des éléments importants, au même titre que les tisanes, de la cure Breuss. Ce n'est pas par hasard que Breuss parle de sa « cure de jus ». Ici j'aimerais vous familiariser avec la fabrication de ce jus tout en donnant les quelques informations et conseils nécessaires.

JUS DE LÉGUMES FAIT MAISON

Le mélange de jus quotidien nécessaire à la cure Breuss se compose de :

- 300 g de betterave rouge
- 100 g de carottes
- 100 g de céleri-rave
- 30 g de radis noir
- 1 pomme de terre de la taille d'un œuf.

Cette quantité donne environ 1/2 litre de jus. Pour vivre, vous avez absolument besoin de 1/8e litre à 1/4 litre de jus par jour, mais vous pouvez en boire jusqu'à un demi-litre et, à mon avis, vous devriez en boire au moins autant que cela puisque ce jus représente votre seule alimentation.

Breuss écrit : « On peut boire jusqu'à un demi-litre, mais ce n'est pas une obligation ! » pour, à un autre endroit, tout relativiser en disant de la quantité du jus de légumes à boire : « Moins, c'est mieux ».

J'ai bu le demi-litre en deux étapes : un quart de litre le matin en d'innombrables petites gorgées et le deuxième quart de litre dans l'après-midi en autant de petites gorgées. Cela m'a fait du bien et j'étais toujours dynamique pendant cette cure. Et je le suis toujours...

Si vous ne vous sentez pas correctement nourri pendant la cure ou si vous avez l'impression de vous affaiblir, je vous conseille vivement de boire le demi-litre (ce que j'ai fait) intégralement. Mais à condition que vous supportiez ce surplus de jus et que vous vous sentiez mieux ensuite.

Si, au contraire, vous n'allez pas mieux, vous devrez peut-être arrêter le jus de légumes une journée pour que votre palais et vos sens gustatifs puissent se régénérer un peu. C'est en tout cas mon conseil.

Important : La pomme de terre n'est pas un élément indispensable au jus de légumes. C'est seulement en cas de **cancer du foie** que la pomme de terre est très importante ! Au lieu de boire le jus de pomme de terre, vous pouvez boire une tasse d'infusion de pelures de pommes de terre par jour : froide et gorgée par gorgée. La préparation de cette boisson est expliquée dans l'ouvrage de Breuss.

La préparation des jus de légumes

Il faut bien nettoyer les légumes, mais non pas les éplucher (sauf peut-être une pomme de terre trop vieille en raison de la saison !) ; ensuite les couper en lamelles pour pouvoir les introduire dans le tube de remplissage de la centrifugeuse. Les presser dans l'appareil puis utiliser un tissu de toile comme passoire pour séparer le quart de litre de jus et la cuillère à soupe de matière solide qui reste encore au fond du récipient ; *ces particules solides, dit Breuss, permettent au cancer de se nourrir...*

Si vous voulez utiliser une passoire à thé au lieu d'un linge de toile, vous pouvez contrôler si elle est bien adaptée à ce besoin spécifique en versant votre jus frais pressé sur cette passoire ; une fois le jus passé, versez-le sur votre tissu. Si plus rien ne se trouve maintenant dans le linge de toile, la passoire est bien adaptée. Sinon, malheureusement pas.

Il en va de même pour tous les appareils à presser les jus avec filtres « nano » ou équivalents. Faites toujours le test de la toile !

Pour savoir à quoi sert ce jus, voici les détails :
- La betterave rouge est un traitement contre le cancer en général,[1]
- Les carottes apportent au corps le carotène,
- Le céleri-rave apporte le phosphore sans lequel on ne peut pas vivre,

---

1. La betterave rouge, riche en glucides, vitamines des groupes B et C, contient de la bétaïne. Un ensemble qui favorise la détoxication et la reconstitution du sang avec un effet inhibiteur sur les tumeurs que des travaux scientifiques devront étayer.

- Le foie a besoin du jus de radis noir et du jus de pommes de terre.

Dans le récipient, le plus souvent ça peut être un verre qui recueille le jus qui coule de la centrifugeuse, se forme un dépôt que vous devez laisser là où il est... Il s'agit à mon avis de l'amidon issu des pommes de terre qui peut être la raison pour laquelle certaines personnes n'aiment pas le goût du jus. D'où mon conseil : s'il vous plaît ne remuez pas votre jus.

Pensez toujours au même principe : boire le jus gorgée par gorgée et en le mélangeant bien dans la bouche avec la salive !

JUS DE LÉGUMES EN BOUTEILLE D'APRÈS BREUSS

Par jour au maximum 0,5 l.

Remarques
Je ne connais que 3 fabricants : Demeter, Zwicky et Biotta. Cependant vous connaissez mes réticences et mon plaidoyer pour les jus pressés frais.

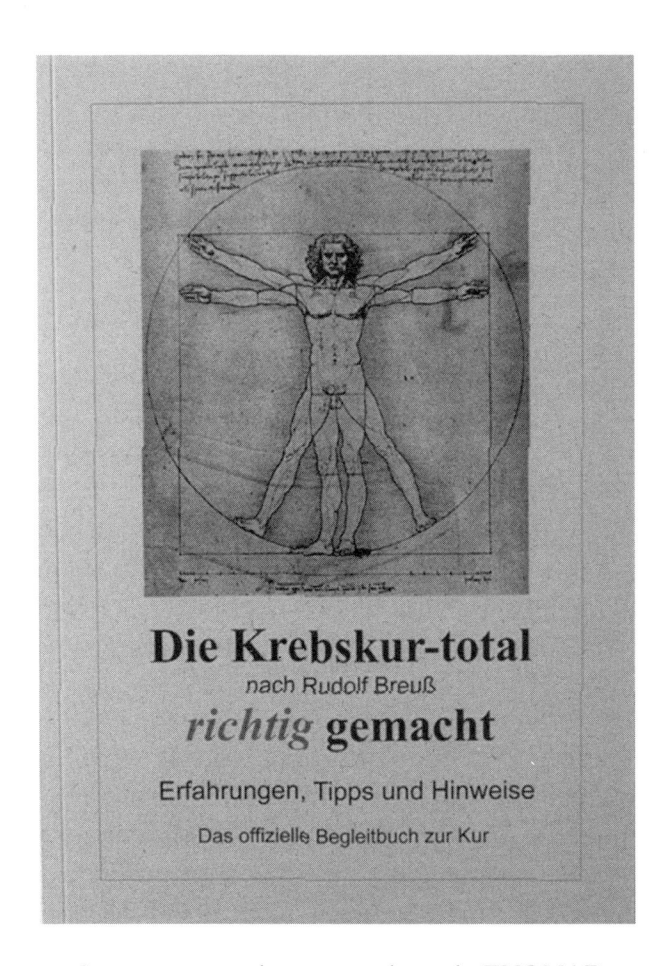

Die Krebskur-total
nach Rudolf Breuß
richtig gemacht

Erfahrungen, Tipps und Hinweise

Das offizielle Begleitbuch zur Kur

*La couverture du premier livre de THOMAR
sur la cure Breuss.*

FAUT-IL PRESSER LE JUS DE LÉGUMES SOI-MÊME ?

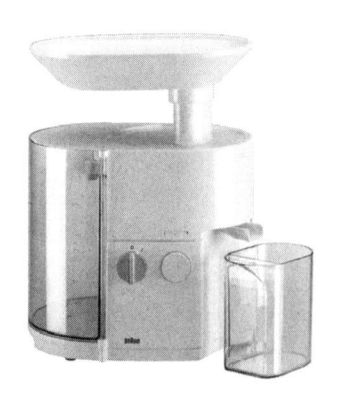

Les personnes atteintes de tumeurs malignes, dit Breuss, ne devraient pas utiliser de jus en bouteille, mais le presser et le mélanger tous les jours à partir de légumes frais de cultures biologiques.

Si vous voulez préparer le jus vous-même, il vous faut, selon Breuss, utiliser dans la mesure du possible des légumes de culture biologique aussi frais que possible, c'est-à-dire qu'il ne faut pas les utiliser au-delà d'une semaine. Breuss ne donne aucun conseil à ce sujet, mais il me paraît évident qu'au bout d'une semaine[1], les légumes ne peuvent plus être tout à fait « frais », même avec une conservation convenable.

J'ai déjà expliqué pourquoi je ne voulais pas utiliser les jus de Breuss en bouteille et pourquoi l'acte de préparer mes infusions et mes jus me donnait toujours une occupation et une motivation pendant la cure.

Cependant, pour la période après la cure quand il s'agit de reprendre lentement sa nutrition solide, j'ai déjà conseillé, en référence à Rudolf Breuss, de prendre une demi-tasse (1/16^e

---

[1]. La majorité des jus frais pressés de fruits ou légumes s'oxydent d'heure en heure, à l'air libre… et au contact de la lumière.

litre) de jus de légumes par jour avant les repas. Dans ce cas, je recommande du jus en bouteille, parce que cette petite quantité de 62,5 ml ne justifie plus le travail que représente de préparer et de presser les légumes soi-même. À moins que vous vous en fassiez une petite réserve pour quelques jours et la conserviez bien au froid.

Important : Si vous voulez – ou devez – utiliser des jus de légumes en bouteilles, faites attention qu'il s'agisse toujours de la marque « Jus de légumes selon Breuss ».

Pour ceux qui ne supportent pas le jus de légumes...

J'ai pu constater qu'il y a autant de malades pour trouver ces jus de légumes délicieux au goût que d'autres malades pour ne pas en supporter le goût du tout. Et cette aversion pour ces jus va même jusqu'au vomissement des jus avalés. Breuss connaissait ce problème, mais il n'a donné dans son ouvrage aucune instruction ni proposé de solution.

Dans mes conversations avec le petit-fils de Rudolf Breuss, j'ai déduit que son grand-père connaissait ce problème comme le démontre l'histoire suivante :

Le vieux Breuss a reçu un jour un couple dans sa maison pour lui expliquer sa cure ; pour leur faire une démonstration, il leur a pressé un jus de légumes tout frais. Les deux personnes ont avalé une gorgée et se sont mises à vomir. Breuss coupa alors une orange en deux, la pressa et ajouta le jus d'orange frais filtré au jus de légumes. Les deux malades ont essayé de boire à nouveau et non seulement leur envie de vomir était passée, mais ils trouvaient maintenant que le jus avait un goût agréable.

Par réflexions et différents tests, j'ai développé des jus de légumes de parfums différents, mais toujours à base des produits autorisés par Breuss :

Jus de légumes à la pomme

Mon préféré. Il a un excellent goût (en tout cas pour moi) et est facile à faire. Ce jus de légumes avec un peu de jus de pomme pressé frais, consommé en plus petites quantités, peut rompre la monotonie des jus et stimuler les papilles gustatives. Voilà la façon de fabriquer ce jus de légumes à la pomme :

Faire le jus de légumes tout à fait normalement. Mais avant de presser ce jus à travers le tissu, faire passer encore deux petites pommes ou une grosse (de la taille d'un citron) dans la centrifugeuse. Tamiser ensuite cette purée grâce au filtre de toile et vous obtenez une boisson délicieuse : le jus de légumes à la pomme.

Jus de légumes à l'orange

Voilà le jus préféré de Breuss. Il a également un excellent goût (toujours pour moi !) et est aussi facile à faire. La fabrication est comparable au jus à la pomme décrit ci-dessus, sauf qu'il faut remplacer la pomme par de l'orange et le jus de légumes à l'orange est fait.

Jus de légumes avec jus de choucroute[1]

On aime ou on n'aime pas ! Moi, je n'aime pas ! Mais une tentative ne coûte rien et peut en valoir la peine : fabriquez le jus de légumes comme d'habitude et ajoutez ensuite une cuillère à café de jus de choucroute environ par verre de jus de légumes. À la vôtre!

Jus de légumes au citron

J'ai connu des malades qui aimaient tout particulièrement ce jus qui se fait ainsi :

Presser le jus de légumes tout à fait normalement et verser dans le verre une cuillère à café de jus de citron frais pressé. Et votre jus de légumes au citron est déjà prêt à être bu !

---

1. Il s'agit de choucroute crue et lavée qui possède des vertus régulatrices du pH sanguin, cicatrisantes sur le plan des muqueuses digestives et qui « lutte » contre le terrain cancéreux.

CHAPITRE 7

LES BOUILLONS PARTICULIERS

Les jus sont, avec les tisanes, la partie la plus importante de la cure de Breuss. Maintenant, j'aimerais vous familiariser avec d'autres éléments de la cure, notamment les bouillons et vous parler également des gouttes d'aubépine.

LE BOUILLON DE PELURES D'OIGNONS

Pendant la cure, vous pouvez ou devez manger une à deux assiettes de bouillon de pelures d'oignons. Seulement le bouillon, pas l'oignon! Si vous n'avez aucune nécessité de boire ce bouillon de pelures, vous pouvez le laisser de côté ou en prendre simplement une assiette à midi. Le soir, ne mangez jamais ce bouillon de pelures d'oignons.

Pour le préparer : Couper un oignon gros comme un citron y compris la peau brune extérieure en petits morceaux et les faire revenir dans une matière grasse ou dans huile jusqu'à ce qu'ils soient dorés ; ajouter ensuite environ 1/2 litre d'eau froide et faire cuire jusqu'à ce que l'oignon soit bien cuit. Ajouter encore un cube de bouillon de plantes et remuer vigoureusement. Passer l'ensemble par un tamis et utiliser seulement le bouillon – sans les oignons !

*En cas d'un cancer du foie ou de la vésicule biliaire, ne **jamais** ingurgiter une assiette pleine de bouillon de soupe à l'oignon **d'un seul coup** ! La meilleure façon d'avaler cette soupe est d'en prendre chaque heure environ 10 cuillères à soupe, bien chaude.*

Petit conseil : Ne jetez pas les oignons qui peuvent servir à cuisiner une soupe à l'oignon (mangée évidemment par une autre personne que le malade !) qui est non seulement délicieuse mais semble éviter par exemple la décalcification osseuse (ostéoporose) selon Breuss.

Au cas où vous auriez une maladie de foie ou une affection biliaire et que vous ne supportiez pas le bouillon de pelures d'oignons, vous pouvez vous préparer un bouillon de cosses de haricots à la place du bouillon de pelures d'oignons.

BOUILLON DE COSSES DE HARICOTS

Pendant la cure, vous pouvez manger ou boire 1 ou 2 assiettes de bouillon de cosses de haricots par jour. Mais attention, il s'agit seulement du bouillon, non des cosses des haricots !

Vous pouvez aussi vous passer de ce bouillon ou en prendre une assiettée le midi seulement.

Préparation d'un bouillon de cosses de haricots : Couper les cosses des haricots secs en petits morceaux et en verser une bonne cuillère à soupe dans une poêle pour les faire revenir dans une matière grasse ou dans l'huile jusqu'à ce qu'ils soient dorés ; ajouter ensuite environ 1/2 litre d'eau froide et faire cuire jusqu'à ce que les cosses des haricots soient bien cuites (3 à 5 minutes de cuisson). Ajouter encore un cube de bouillon de plantes et remuer vigoureusement. Passer l'ensemble dans un tamis et utiliser seulement le bouillon !

LES GOUTTES D'AUBÉPINE

Pour soutenir le bon fonctionnement cardiaque[1], vous devriez prendre, selon la taille de la personne, entre 20 à 40 gouttes d'aubépine tôt le matin.

---

1. L'aubépine (*Crateagus*) possède de nombreuses vertus antispasmodiques.

CHAPITRE 8

LES TISANES PARTICULIÈRES

Boire les tisanes n'est pas une affaire de volonté ! Il s'agit plutôt d'un élément nécessaire et irremplaçable de la cure Breuss. La consommation des tisanes conseillées dans l'ouvrage de Breuss et dans cet ouvrage selon les différents types de cancer est donc une obligation.

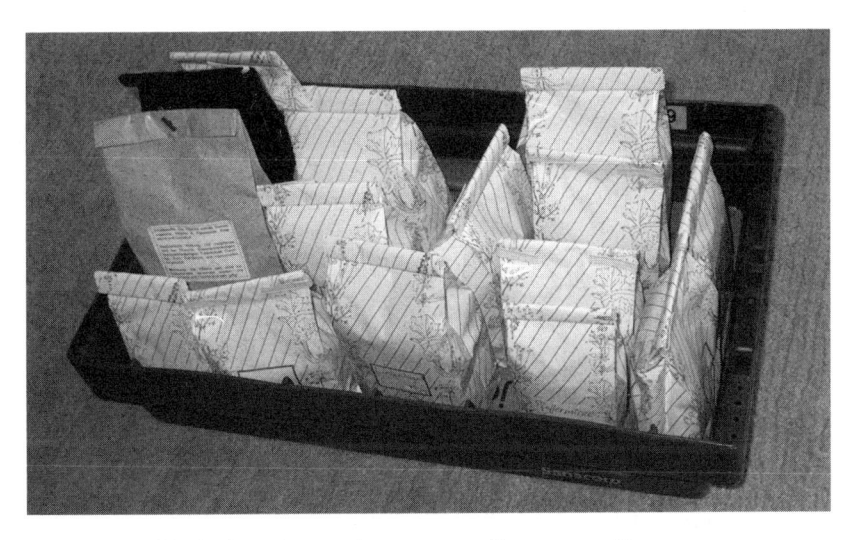

Voilà la réserve des tisanes d'une cure Breuss.

Toutes les tisanes doivent être bues sans sucre et sans lait ! Il faut les boire absolument par petites gorgées pour garantir qu'elles soient bien mélangées avec la salive ; il ne s'agit donc nullement de les « avaler d'un seul coup » (seule exception est le mélange spécifique de tisanes que vous pouvez également boire contre la soif).

Breuss ne donne dans son ouvrage aucune indication sur la taille de la tasse qu'il conseille. Il oublie même assez souvent le mot « tasse » pour parler simplement d'eau chaude. Avec ma taille de 1,87 m et mes 105 kg, j'ai pris une tasse de 250 ml, mais je pense que des tasses normales (150 ml) suffisent la plupart du temps.

Quand Breuss parle de prendre une « pincée » de plantes, il s'agit de la quantité que vous pouvez tenir avec trois doigts s'il s'agit de plantes à tisane grossièrement coupées, ou d'une demi-cuillère à soupe s'il s'agit de plantes coupées fin.

Je vous ai reproduit dans l'annexe 8 des étiquettes pour les tisanes les plus souvent utilisées ; vous pouvez les recopier et les coller sur vos récipients de plantes pour faire de la tisane. Ainsi vous n'avez plus besoin de consulter ce livre pour chaque préparation.

Quand faut-il préparer les tisanes ? Selon le temps dont vous disposez, vous pouvez le faire soit le soir (si vous devez partir tôt le matin) soit le matin, ou vous le faites le soir et le matin selon la sorte de tisane à préparer. Une seule obligation : pendant les premières trois semaines de la cure, l'infusion pour les reins est à prendre le matin immédiatement après avoir pris les gouttes d'aubépine. Dans la mesure, où il faut la boire froide, mieux vaut la préparer le soir pour qu'elle puisse refroidir. Personnellement, j'ai préparé toutes mes tisanes le matin, ma demi-tasse d'infusion pour les reins datait donc de la veille. Mais toutes les autres tisanes étaient absolument fraîches ; notamment les tisanes chaudes me semblaient particulièrement délicieuses…

LES TISANES À PRENDRE POUR TOUS TYPES DE CANCER

La tisane pour les reins
Recommandée pour **tous types de cancer**

Cette tisane est un mélange d'environ 15 g de prêle (nom botanique : *Equisetum arvense*), d'environ 10 g d'ortie (*Urtica dioica*[1], de préférence ramassées au printemps), d'environ 8 g de renouée des oiseaux[2] (*Polygonum aviculare*) et d'environ 6 gr. de millepertuis[3] (*Hypericum perforatum*). Mélangez les ingrédients de cette tisane pour les reins dans des proportions équivalentes pour vous constituer une réserve. Cette quantité suffit pour environ trois semaines de traitement pour une personne. Cette tisane doit être bue pendant les 3 premières semaines seulement de la cure Breuss.

---

1. *Urtica dioica* (Grande ortie) à ne pas confondre avec d'autres variétés (*urens*, *pilulifera*, *dubia atrovirens*) est un puissant stimulant du métabolisme général, antioxydant, draineur des déchets azotés de l'organisme.
2. La Renouée des oiseaux est astringente, diurétique et vermifuge.
3. L'*Hypericum* (Millepertuis) est à utiliser avec prudence si l'on prend en parallèle des médicaments : voir note page 18.

Pour la préparation d'une tasse et demie de tisane pour les reins, mettez une pincée et demie (la quantité piochée entre le pouce et deux doigts) de mélange de ces plantes dans un récipient, versez-y deux tasses d'eau chaude et laissez infuser pendant 10 minutes. Passez ensuite l'ensemble dans une passoire et récupérez les restes de feuilles pour les remettre dans le récipient sur lequel vous versez à nouveau deux tasses d'eau chaude que vous faites bouillir pendant 10 minutes. Passez-les dans votre passoire et réunissez les deux tisanes en une.

Pourquoi une telle préparation pour cette tisane ? Dans la tisane pour les reins, 5 éléments ne peuvent pas être bouillis puisqu'ils seraient détruits lors de cette ébullition. Par contre un sixième élément, l'acide silicique, ne peut être extrait qu'après une cuisson de 10 minutes. Étant donné que cette tisane est excellente pour la santé, Breuss propose de faire 3 à 4 fois par an une cure de tisane pour les reins pendant 3 semaines, mais à intervalles d'au moins 2 semaines.

La tisane de souci
Recommandée pour **tous types de cancers**

Pour varier les plaisirs, vous pouvez boire une tisane de fleurs de souci (*Calendula officinalis*) connues depuis toujours comme moyen de lutter contre le cancer. Versez environ 150 ml d'eau chaude sur 1 à 2 cuillères à café (2 à 3 g) de souci et laissez infuser pendant 10 minutes. Versez le tout dans une passoire à thé. Cette tisane, en combinaison avec la sauge et le géranium herbe à Robert, stimule l'activité des organes de sécrétion.

La tisane de sauge
Recommandée pour **tous types de cancers**

Pour vous gargariser (ce qui n'a rien à faire avec la cure Breuss !) : laissez infuser 1,5 cuillère à café (environ 2,5 g) de feuilles de sauge (*Salvia officinalis*) pendant 10 minutes dans 150 ml d'eau chaude.

Pour préparer votre boisson : versez une à deux cuillères à café de sauge dans un demi-litre d'eau bouillante et faites bouillir exactement pendant 3 minutes. Dès que la sauge aura bouilli ces 3 minutes, enlevez du feu et ajoutez environ 2 grammes (une pincée) de millepertuis, de menthe et de mélisse. Laissez infuser encore pendant 10 minutes environ. *Vous pouvez boire de cette tisane autant que vous voulez : plus c'est, mieux c'est...*

Cette tisane, si elle accompagne une tisane de souci et de géranium herbe à Robert, favorise l'activité des organes de sécrétion parce qu'elle a une fonction anti-inflammatoire lors de l'élimination des toxines.

Un conseil : Pour rationaliser le travail, vous pouvez déjà mélanger les ingrédients (millepertuis, menthe et mélisse) dans un rapport de 1:1:1 et les conserver comme réserve qui vous évite d'ouvrir et de refermer chaque jour les sachets. De ce fait, vous êtes sûr de n'oublier aucune de ces tisanes.

Dans la sauge, il y a beaucoup d'huile essentielle absolument nécessaire pour les gargarismes, mais peu appréciée dans une tisane que vous buvez... C'est la raison pour laquelle cette tisane doit bouillir exactement 3 minutes. Ces 3 minutes écoulées, l'huile a entièrement disparu et à ce moment précis se manifeste un ferment vital pour toutes les glandes, la moelle épinière et les disques intervertébraux.

Pour Breuss, la tisane de sauge est la plus importante de toutes les tisanes ! Elle devrait être bue pendant toute une vie.

La tisane de géranium herbe à Robert
Recommandée pour **tous types de cancers**

Laissez infuser une pincée de géranium herbe à Robert rouge (*Geranium Robertiatum*) pendant au minimum 10 minutes dans une tasse remplie d'eau très chaude. Par jour, buvez une tasse de cette tisane, froide, par petites gorgées et réparties sur toutes les heures de la journée. La tisane de géranium herbe à Robert est absolument nécessaire pour toutes sortes de cancer, mais tout particulièrement pour toutes les personnes ayant subi des radiothérapies, car elle contient un peu de radium.

Cette tisane, combinée avec une tisane de sauge et de souci, stimule l'activité des organes de sécrétion parce qu'elle incite les reins à éliminer les toxines.

Le mélange spécial de tisanes
Recommandé pour **tous types de cancers**

Ce mélange spécial de tisanes est recommandé pour éviter au corps de manquer de calcaire ou de calcium. Il aide a priori à lutter contre les cancers des os et des poumons, mais il est recommandé pour tous autres types de cancers. Ce mélange se compose, à valeur égale, des éléments suivants :

- du plantain (*Plantago lanceolata* ou *major*),[1]
- de la mousse d'Islande (*Cetraria islandica*),[2]
- de la pulmonaire (*Pulmonaria officinalis*),[3]
- du lierre terrestre (*Glechoma hederacea*),[4]
- de la molène (*Verbascum densiflorum*) et, si on en trouve,[5]

---

1. Le plantain (major) consommé à très fortes doses est laxatif et hypotenseur. Pour la femme : tonique utérin (contre-indication : grossesse).
2. La mousse d'Islande (anti-inflammatoire et antibactérienne) semble ne pas avoir de contre-indication et sert de nourriture aux animaux d'élevage des pays nordiques et aux êtres humains. Des propriétés antitumorales ont été révélées en 1989.
3. La pulmonaire, riche en mucilages et saponines est un excellent expectorant, émollient, actif sur toute la sphère ORL.
4. Le lierre terrestre (comestible) ne doit pas être confondu avec la variété grimpante (*Hedera helix*) aux vertus médicinales fort différentes. La plante utilisée ici soigne les affections pulmonaires, l'atonie gastrique, les calculs urinaires et les leucorrhées. Elle est très riche en huiles essentielles (fraîche).
5. La molène (faux bouillon blanc) utilisée ici est la variété à fleurs denses dite « fausse-barbasse ». Utilisée fraîche, en infusion, il faut filtrer la tisane pour éliminer les poils.

- du fenouil des Alpes (*Meum mutellina*).[6]

Breuss conseille dans son ouvrage d'en prendre une pincée (une plante médicinale grossièrement coupée = ce que vous pouvez prendre entre trois doigts ; une plante finement coupée = 1/2 cuillère à soupe). Laissez infuser l'ensemble pendant 10 minutes dans l'eau très chaude.

Ces herbes ne doivent pas obligatoirement être toutes utilisées pour faire cette tisane, personnellement, j'ai fait mon mélange avec toutes les plantes parce que j'ai pu trouver encore du fenouil des Alpes.

De cette tisane, vous pouvez boire autant que vous voulez.

Un conseil issu de mon expérience : Faites-vous une réserve de cette tisane ! Il suffit de mettre la même quantité de ces six produits dans un récipient et de bien les mélanger ensemble. Fermez ce récipient hermétiquement avec un couvercle. Prenez tous les jours une bonne pincée de ce mélange pour faire votre infusion.

---

6. Le fenouil des Alpes (*Meum mutellina*) est une espèce réglementée, en voie de disparition dans plusieurs pays d'Europe. Elle ne doit pas être confondue avec le ciste (Baudremoine), variété proche du type *Meum athamanticum*.

LES TISANES À PRENDRE EN COMPLÉMENT CONTRE CERTAINS CANCERS SPÉCIFIQUES

La tisane d'euphraise
À appliquer seulement contre le **cancer des yeux**

Laissez infuser une pincée d'euphraise (*Euphrasia rostkoviana*)[1] dans une tasse remplie d'eau très chaude pendant 10 minutes. Laissez refroidir et buvez une tasse de cette tisane par petites gorgées en plus des tisanes conseillées pendant la cure en général.

---

1. L'Euphraise est une plante spécifique de l'œil et la vision, communément nommée « casse-lunettes ».

La tisane de valériane
À appliquer seulement contre le **cancer de l'estomac**, si vous souffrez en même temps de **maux d'estomac**

Si le malade d'un cancer de l'estomac souffre en outre d'une affection gastrique nerveuse, il doit, en plus de la tisane d'absinthe (*Artemisia absinthium*) ou de la centaurée (*Erythraea centaurium*), boire une tasse de tisane de valériane avec un peu d'absinthe (il ne s'agit là nullement d'alcool, rappelons-le, mais de la plante médicinale *Artemisia absinthium*).

Pour la préparer : Faites bouillir une demi-cuillère à café de racines de valériane dans une tasse remplie d'eau pendant 3 minutes et versez le liquide ensuite pendant 3 secondes sur une petite pincée d'absinthe.

La tisane d'anis
À appliquer seulement contre le **cancer du palais, des lèvres, de la langue ou du larynx**

Si vous êtes atteint d'un cancer du palais, des lèvres, de la langue ou du larynx, rincez la bouche ou gargarisez-vous avec une première cuillère à soupe d'infusion d'anis (*Pimpinella*) pour la recracher ensuite. Recommencez la même opération avec une deuxième cuillère ; la troisième cuillère sert à rincer puis à être avalée ensuite. Ce traitement est à renouveler plusieurs fois par jour.

La tisane de pelures de pommes de terre
À appliquer seulement contre le **cancer du foie**

Si vous souffrez d'un cancer du foie, buvez en plus des tisanes recommandées deux tasses de tisane de pelures de pommes de terre par jour par petites gorgées froides ou chaudes, comme vous voulez. Pour préparer ce breuvage, il suffit de faire cuire quelques pommes de terre crues dans l'équivalent de deux tasses d'eau pendant 2 à 4 minutes.

Si cette tisane vous convient, cela signifie que votre foie en a besoin. Si vous ne l'aimez pas, vous n'avez pas besoin d'en boire.

La tisane de mélisse[1]
À appliquer seulement contre une **tumeur au cerveau**

En cas de tumeur au cerveau, buvez de 1 à 2 tasses de tisane de mélisse froide par jour par petites gorgées. Vous pouvez prendre la mélisse dorée (*Monarda didyma*) ou la mélisse citronnée (*Melissa officinalis*) ou mélanger les deux et en laisser infuser une pincée dans l'eau très chaude pendant 10 minutes.

---

1. La mélisse est plus particulièrement efficace quand il s'agit de la plante fraîche. L'on peut très facilement en planter dans son jardin. Cette vivace prend un volume conséquent.

La tisane de chélidoine[1]
À appliquer seulement contre un **cancer de la peau**

Laissez infuser une pincée de chélidoine (*Chelidonium majus*) dans de l'eau très chaude pendant 10 minutes et appliquez-la encore tiède sur l'endroit concerné.

Si vous ne disposez pas de jus frais de chélidoine, par exemple en hiver, vous pouvez prendre cette tisane ou bien encore une teinture-mère de chélidoine pour laver ou tamponner autour de l'endroit cancéreux.

La tisane d'alchémille
À appliquer seulement contre un **cancer du sein, des ovaires et de l'utérus**

Buvez chaque jour et par petites gorgées une tasse de tisane d'alchémille froide (*Alchemilla alpina* et *Alchemilla vulgaris*) mélangée d'ortie dorée (*Lamium galeobdolon*) ou d'ortie blanche (*Lamium album*).

---

1. Important : L'ordre des pharmaciens recommande de ne jamais consommer la plante **fraîche** par voie **orale** : risque de symptômes d'intoxication, d'effets secondaires de type : dépression du système nerveux. La cure ne recommande que l'usage **externe**.

Laissez infuser une pincée d'alchémille en y ajoutant une petite pincée d'ortie dans une tasse remplie d'eau très chaude pendant 10 minutes.

Mon conseil : procurez-vous ces quatre tisanes et mélangez-les dans le rapport de 1:1 pour les deux espèces d'alchémille et de 1/2 : 1/2 pour les orties et utilisez une bonne pincée pour fabriquer une tasse de tisane.

La tisane d'épilobe
À appliquer seulement contre un **cancer des testicules et de la prostate**

Laissez infuser une pincée d'épilobe (*Herba epilobii parvifloris concis*) dans l'équivalent de deux tasses d'eau très chaude pendant 10 minutes. Buvez ces deux tasses de tisane froide, gorgée par gorgée, pendant la journée.

La tisane d'absinthe ou de centaurée
À appliquer seulement contre un **cancer de l'estomac**

Si vous souffrez d'un cancer de l'estomac, buvez, en plus des tisanes de base, une tasse de tisane froide d'absinthe (*Artemisia absinthium*) ou de tisane de centaurée (*Erythraea centaurium*) par jour par petites gorgées. Laissez infuser une petite pincée seulement 3 secondes dans une tasse remplie d'eau très chaude.

La tisane d'absinthe
À appliquer seulement contre un **cancer du foie ou de la vésicule biliaire**

Atteint d'un cancer du foie ou de la vésicule biliaire, vous pouvez boire une tasse de tisane chaude ou froide d'absinthe (*Artemisia absinthium*) par jour par petites gorgées. La préparation : les premiers 5 à 6 jours laissez infuser une petite pincée d'absinthe pendant 10 secondes dans une tasse remplie d'eau très chaude, à partir du 7ᵉ jour faites infuser seulement 3 secondes pour éviter que la tisane devienne trop forte !

LA PRÉPARATION DES TISANES
– UNE QUESTION D'ORGANISATION

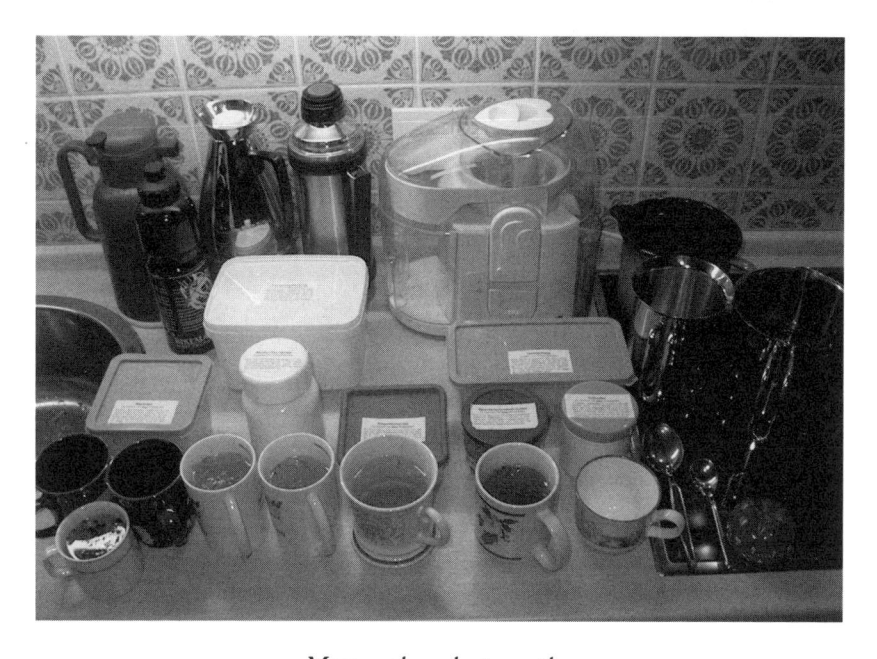

*Mon « plan de travail »
pour préparer tisanes et jus de légumes.*

« Fabriquer » soi-même ses jus de légumes et préparer ses tisanes n'est pas du tout compliqué, même si vous avez l'impression du contraire au début de la cure. Quelques jours après, vous serez habitué à cette nouvelle occupation ! J'ai utilisé avec grand succès mon « plan de travail » représenté sur la photo au-dessus : j'ai choisi pour l'installer un endroit entre l'évier à gauche et la plaque de cuisson à droite.

J'ai également fixé l'ordre de mes tâches pour ne pas perdre de temps et pour ne rien oublier et j'ai toujours commencé par l'infusion des tisanes :

- Je mets à bouillir un peu plus d'un 1/2 litre d'eau.

- Pendant ce temps, je mets quelques feuilles de sauge dans le récipient à anses à droite sur la photo ci-contre et je place les tasses ainsi que les boîtes de réserve de tisane correctement étiquetées derrière.

- Ensuite, je verse l'eau bouillante sur la tisane de sauge et je laisse infuser pendant 3 minutes.

- Pendant ce temps, je remets de l'eau à bouillir ; j'utilise une bouilloire électrique d'une capacité de 1,7 litre.

- Ensuite, je prépare les thermos et autres récipients et je mets les plantes prévues dans les tasses qui se trouvent devant « leurs » boîtes de réserves de tisane. Je fais pareil avec les deux récipients se trouvant également à droite sur la photo : le plus petit sert à préparer la tisane pour les reins et le plus grand à l'arrière est prévu pour le mélange spécial de tisanes.

- Trois minutes plus tard, je sépare la tisane et la sauge et y ajoute le mélange spécial de sauge que je laisse infuser pendant 10 minutes.

- Entre-temps, l'eau s'est mise à bouillir et je remplis les tasses et le récipient pour la tisane pour les reins en même temps. Comme l'eau bouillante ne suffit pas à remplir tous les récipients, il en manque notamment un peu pour bien préparer le mélange spécial de tisanes, il faut donc faire bouillir encore de l'eau pour la verser ensuite dans le récipient.

- Lorsque la tisane de sauge a fini d'être infusée pendant 10 minutes, je la verse dans le plus petit des thermos (1/2 litre) et, avec le reste, je remplis des verres pour ma consommation de tisane chaude immédiate. Dans le pot à poignée maintenant vide, je remets un peu de mélange spécial de tisanes et y ajoute l'eau chaude qui restait.

- Entre-temps, la tisane pour les reins a fini d'infuser pendant 10 minutes, je la passe au tamis et la laisse ensuite bouillir pendant 10 minutes.

- Une fois les tisanes infusées pendant 10 minutes dans les tasses, je les passe l'une après l'autre au tamis en les versant ainsi dans une autre tasse que je range ensuite bien à sa « place en attente » toujours à la cuisine juste en face de ce « plan de travail » (voir la photo ci-après).

- Une fois le mélange spécial de tisanes infusé, je le verse dans la grande bouteille thermos ; si celle-ci n'est pas assez grande pour contenir toute la tisane, je la verse soit dans un autre thermos soit dans une gourde de bicyclette si j'ai l'intention de partir de la maison en emportant ma tisane...

- La tisane pour les reins est également prête et peut être versée aussi dans les récipients. La préparation des tisanes est ainsi terminée ; j'ai chronométré plusieurs fois le temps qu'il me faut pour cette préparation : 20 minutes en moyenne.

- Parlons justement du temps nécessaire : pour la fabrication du jus de légumes y compris le nettoyage du plan de travail (je n'ai rien rincé à la main parce que tout va dans le lave-vaisselle), j'ai eu besoin en moyenne de

15 minutes. Au total : il faut donc compter une bonne demi-heure de travail pour la préparation de toutes les tisanes et du jus frais de légumes.

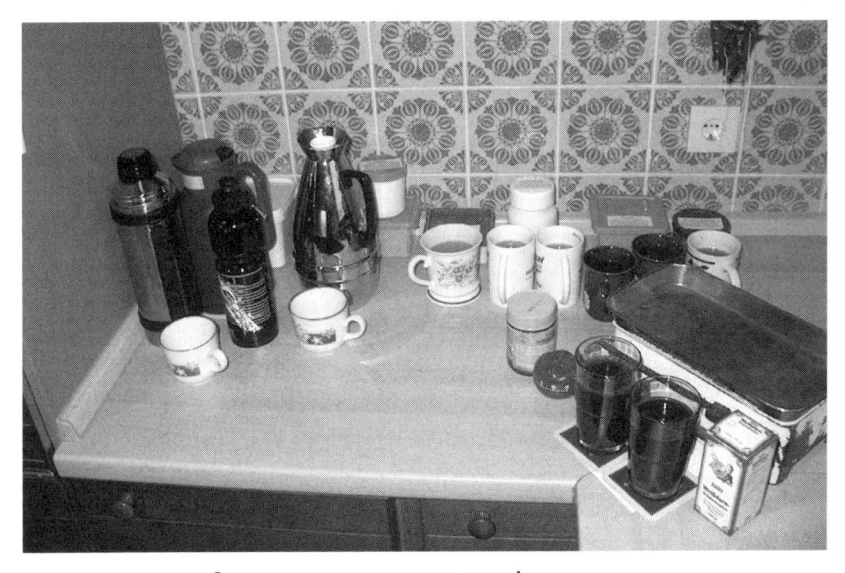

*La « réserve en attente » des tisanes
et du jus de légumes préparés d'avance.*

Vous n'aimez (plus) vos tisanes ?

Au début de la cure, vous buvez votre tisane sans trop de problèmes, surtout quand elle est tiède, mais cette facilité dans la consommation de ce breuvage diminue ensuite tous les jours…

Je vous conseille d'ajouter à chaque tasse de n'importe quelle tisane quelques gouttes jusqu'à une cuillère à café de jus de citron que vous venez de presser et filtrer. Cela change radicalement le goût et peut-être, vous aimerez même boire vos tisanes… Essayez-le, vous avez 42 jours pour le faire…

CHAPITRE 9

FAITES VOS COURSES POUR LA CURE BREUSS

Selon le type de centrifugeuse, celle-ci donnera plus ou moins de jus et il est tout à fait possible que la quantité de légumes indiquée ici ne vous donne pas la quantité de jus souhaitée ; corrigez donc en conséquence les quantités à acheter.

Et si, à la fin de votre cure, il vous reste encore différentes tisanes, cela ne signifie pas que vous n'ayez pas bu suffisamment ces tisanes, non, c'est voulu par moi ! Car il est plus facile de garder quelques tisanes une fois la cure terminée que de ne pas en avoir suffisamment et d'être obligé d'en commander en cours de route ! Aujourd'hui, je bois encore quelquefois de ces tisanes datant de ma première cure, pourquoi pas ?

Pendant six semaines, votre maraîcher, votre magasin de produits diététiques et votre pharmacie seront vos fournisseurs habituels, mais si ces magasins n'arrivent pas à vous fournir les tisanes demandées, vous pouvez toujours vous adresser à un organisme de vente par correspondance autrichien spécialisé dans ces produits :

> Courriel : office@zimba.at
> Internet : www.zimba.at

Quant à l'achat du fenouil des Alpes ou *Meum mutellina*, comme a dit Breuss, je vous donne à la fin du 9ᵉ chapitre quelques instructions utiles.

JUS DE LÉGUMES PRESSÉ PAR VOUS-MÊME

De manière générale, dans tous les cas d'un cancer grave, Breuss recommande de préparer soi-même le jus de légumes quotidien et d'utiliser des légumes biologiques autant que possible.

Proportion	Par jour	Nom	Quantité à acheter
3/5	environ 300 g	Betterave rouge (*Beta vulgaris*)	Par kilogramme (qui suffit pour 3 jours)
1/5	environ 100 g	Carotte (*Daucus carota* ssp. Sativus ... Apiacés)	Par botte (réserve pour une semaine)
1/5	environ 100 g	Celéri-rave (*Apium graveolens* var. *Rapaceum*)	Par unité (qui suffit pour 3 à 4 jours)
Très peu	environ 30 g	Radis noir (*Raphanus sativus*)	Un radis par semaine
1	gros comme un œuf	Pomme de terre	Par sachet (réserve pour une semaine)

Attention : Les quantités indiquées ici correspondent toujours à **mes** quantités d'achats !

JUS DE LÉGUMES EN BOUTEILLE SELON BREUSS	
Par jour	Fabricant
0,5 litre	Voici les fabricants et les revendeurs de ce jus en bouteille à propos de quoi j'ai déjà exprimé mes réserves : **Biotta** Breuss Gemüsesaftmischung Biotta AG Pflanzbergstraße 8 CH-8274 Tägerwilen Téléphone: +41 (0)71666-80 80 Fax: +41(0)71666-8081 Mail: info@biotta.ch Internet: http://www.biotta.ch/de **Demeter** Breuss Gemüsesaftmischung Demeter Marktforum e.V. Brandschneise 1 D-64295 Darmstadt Tel: 06155-8469-0 Fax: 06155-8469-11 Mail: info@demeter.de Internet: http://www.demeter.de **Zwicky** Bio-Gemüsesäfte von Breuss **Schweizerische Schälmühle**, E. Zwicky GmbH Am Tränkwald 10 D-67688 Rodenbach Tel: 06374-91200 Fax: 06374-912099 Mail: kontakt@zwicky.de Internet: http://www.zwicky.de

LES TISANES NÉCESSAIRES POUR TOUS TYPES DE CANCER				
Par jour/ préparation	Nom		Observations
	français	botanique	
1 pincée	Prêle	*Equisetum arvense*	Tisane pour les reins, à mélanger comme réserve
	Ortie	*Urtica dioica*	
	Renouée des oiseaux	*Polygonum aviculare*	
	Millepertuis	*Hypericum perforatum*	
Env. 3 g	Feuilles de sauge	*Salvia officinalis*	Tisane de sauge
env. 2 g	Millepertuis	*Hypericum perforatum*	
env. 2 g	Menthe	*Mentha piperita*	
env. 2 g	Mélisse	*Melissa officinalis*	
env. 2,5 g	Souci	*Calendula officinalis*	Tisane de souci
env. 2,5 g	Géranium herbe à Robert	*Geranium Robertiatum*	Tisane de géranium herbe à Robert
env. 1,5 g	Plantain	*Plantago lanceolata/ major*	Ce mélange variant selon votre possibilité de vous procurer toutes les plantes indiquées (en particulier pour la molène et le fenouil des Alpes, souvent difficiles à trouver).
env. 1,5 g	Mousse d'Islande	*Cetraria islandica perforatum*	
env. 1,5 g	Pulmonaire	*Pulmonaria officinalis*	
env. 1,5 g	Lierre terrestre	*Glechoma hederacea*	
env. 1,5 g	Molène commune	*Verbascum densiflorum*	
env. 1,5 g	Fenouil des Alpes	*Meum mutellina*	

DES TISANES CONSEILLÉES POUR CERTAINS TYPES DE CANCER

Par jour/prépa-ration	Nom français	Nom botanique	Tisane contre quel cancer:
env. 6 g	Euphraise	*Euphrasia rostkoviana*	Yeux
env. 2 g	Épilobe	*Herba Épilobii parvifloris concis*	Prostate et testicules
env. 3 g	Anis grand bocage	*Pimpinella magna (ou le petit anis : saxifaga)*	Palais, lèvre, langue ou gorge
env. 2 g	Mélisse	*Melissa officinalis*	Tumeur au cerveau
env. 3 g	Chélidoine	*Chelidonium majus*	Peau
env. 2 g	Alchémille de montagnes	*Alchemilla alpina*	Sein, ovaire et utérus
env. 2 g	Alchémille	*Alchemilla vulgaris*	
env. 2 g	Ortie	*Lamium galeobdolon*	
env. 2 g	Ortie blanche	*Lamium album*	
env. 2 g	Absinthe	*Artemisia, absinthium*	Foie, vésicule biliaire et estomac
env. 2 g	Centaurée commune	*Erythraea centaurium*	Estomac

Vous ne trouvez pas le fenouil des Alpes ?

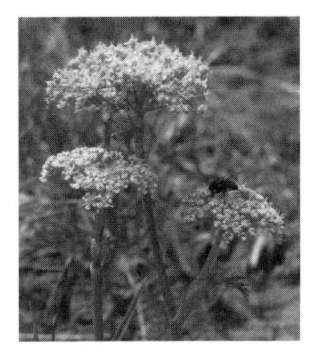

J'ai souvent entendu dire qu'il semble difficile de trouver cette plante médicinale en pharmacie.

Ce problème n'est pas nouveau parce qu'il existait déjà à l'époque de Rudolf Breuss : celui-ci avait même tenté de convaincre les paysans et cultivateurs des régions montagneuses de cultiver cette plante qui ne pousse qu'à partir de 1 400 m d'altitude, mais apparemment en vain...

J'ai pris moi aussi divers contacts pour trouver le moyen de permettre à chaque malade de trouver facilement cette plante médicinale si importante. Une seule des maisons de vente très compétente en la matière, a répondu à ma demande de façon prometteuse : « Actuellement, cette plante ne peut, malheureusement, pas être livrée, mais j'espère bien que cet approvisionnement sera possible à nouveau bientôt. Je vous tiendrai volontiers au courant. »

Vous pouvez aller chercher cette plante en pharmacie ou dans les herboristeries, de préférence sous son vrai nom botanique *Ligussicum mutellina* car le nom de *Meum mutellina*, qui se trouve encore chez Breuss, n'est plus d'actualité.

Vous pouvez également tenter votre chance chez un des spécialistes de plantes médicinales :
KRÄUTER-MÜLLER – Hauptstraße 23a – A-6706 BÜRS
Tel: +43/5552/63139 – Mail: office@zimba.at

BOUILLON DE PELURES D'OIGNONS

Par jour	Nom	Remarque
1 oignon de la taille d'un citron	Oignon classique (*Allium cepa* L.)	N'utilisez que le bouillon

BOUILLON DE COSSES DE HARICOTS

Par jour	Nom	Remarque
env. 5 g	Cosses de haricots (*Phasme pericarpium DAC – Phaseoli fructus sine semine*)	Là aussi n'utilisez que le bouillon

GOUTTES D'AUBÉPINE

Par jour	Nom	Remarque
20-40 gouttes	Gouttes d'aubépine (Aubépine : *Crataegus laevigata Poir.*)	Aide l'activité du cœur (à acheter en pharmacie ou en parapharmacie)

JUS COMPLÉMENTAIRES

Vous pouvez prendre de temps à autre une gorgée de jus de choucroute, jus de citron ou jus de pomme (ce dernier doit être pressé frais). N'utilisez que des pommes également fraîches et évitez les jus de pomme tout préparés, même s'ils sont étiquetés : Jus de pomme pressé frais !

ANNEXE 1

LA LISTE DE VOS COURSES
(recopiez cette liste et utilisez-la au moment de vos achats)

LÉGUMES (MARAÎCHER OU MARCHÉ)	
(Un exemple pour la première semaine de cure)	
Quantité	Nom
2,0 kg	Betterave rouge (*Beta vulgaris*)
1 botte/sachet d'env. 0,7 kg	Carottes (*Daucus carota ssp. Sativus* Apiacées)
1 unité d'env. 0,7 kg	Céleri-rave (*Apium graveolens var. Rapaceum*)
1 racine d'au min. 0,2 kg	Radis noir (*Raphanus sativus*)
1 sachet ou 7 unités	Petites pommes de terre (*Solanum tuberosum subspecies tuberosum*)
Env. 5 kg (réserve pour toute la cure)	Oignons blancs (*Allium cepa L.*) pour la préparation du bouillon de pelures d'oignons

JUS DE LÉGUMES EN BOUTEILLES SELON BREUSS	
Réserve pour la cure	Remarques
21 litres	Ces jus, selon l'indication des fabricants, sont à consommer pendant deux ans après leur fabrication. Vous pouvez donc acheter des bouteilles sans problème en deux fois... si vous ne préférez pas suivre mes conseils et boire du jus frais fait maison.

BOUILLON et GOUTTES
(Un exemple pour la première semaine de la cure)

Quantité	Nom	Remarque
7 de la taille d'un citron	Oignons blancs	N'utilisez que le bouillon
env. 250 g pour toute la cure	Cosses de haricots	Là aussi n'utilisez que le bouillon
env. 200 ml pour la cure	Gouttes d'aubépine	Stimule l'activité du cœur

LES TISANES NÉCESSAIRES POUR TOUS LES CAS DE CANCER
(Pharmacie ou parapharmacie)

Pour la cure	Nom français	Nom botanique
30 g	Prêle	*Equisetum arvense*
20 g	Ortie	*Urtica dioica*
20 g	Renouée des oiseaux	*Polygonum aviculare*
150 g	Feuilles de sauge	*Salvia officinalis*
110 g	Millepertuis	*Hypericum perforatum*
100 g	Menthe poivrée	*Mentha piperita*
100 g	Mélisse	*Melissa officinalis*
100 g	Souci	*Calendula officinalis*
100 g	Géranium herbe à Robert	*Geranium Robertiatum*
100 g	Plantain	*Plantago lanceolata major*
100 g	Mousse d'Islande	*Cetraria islandica perforatum*
100 g	Pulmonaire	*Pulmonaria officinalis*
100 g	Lierre terrestre	*Glechoma hederacea*
100 g	Molène commune	*Verbascum densiflorum*
100 g	Fenouil des Alpes	*Meum mutellina*

LES TISANES NÉCESSAIRES POUR CERTAINS TYPES DE CANCER
(Pharmacie ou parapharmacie)

Pour la cure	Nom français	Nom botanique
150 g	Euphraise	*Euphrasia rostkoviana*
100 g	Epilobe	*Herba Epilobii parvifloris concis*
250 g	Anis grand bocage	*Pimpinella magna* (ou le petit anis : *saxifaga*)
100 g	Mélisse	*Melissa officinalis*
150 g	Chélidoine	*Chelidonium majus*
100 g	Alchémille de montagnes	*Alchemilla alpina*
100 g	Ortie	*Lamium galeobdolon*
100 g	Ortie blanche	*Lamium album*
100 g	Absinthe	*Artemisia absinthium*
100 g	Centaurée commune	*Centaurium erythraea*

BIO-STRATH AUFBAUMITTEL
(après le jeûne ou comme préparation à la cure)
Disponible en pharmacie ou en parapharmacie

Pour la cure	Nom	Où trouver ?
1 mois	Aufbautabletten (comprimés reconstituants)	Il s'agit là d'un produit suisse que vous pouvez trouver en pharmacie. Si vous avez des difficultés à en trouver, adressez-vous directement à **Bio-Strath AG** – Mühlebachstr. 25 CH-8032 Zürich Tel: ++41(0)44 250 71 00 Fax: ++41(0)44 250 71 01 Mail: info@bio-strath.ch

ANNEXE 2

DÉROULEMENT D'UNE JOURNÉE DE CURE

Le déroulement d'une journée de cure est le même pour tout type de cancers. Pour faire cette cure, la personne doit se lever le matin à 6 h voire même plus tôt ! À une exception près : si cette personne doit partir travailler, évidemment... Si vous êtes obligé de travailler à l'extérieur pendant cette cure, sachez que le meilleur horaire sera compris entre 7 h 10 et 11 h 15 le matin et entre 12 h 30 et 17 h 00 l'après-midi. J'ai d'ailleurs expliqué dans le chapitre 4 comment vous pouvez faire la cure en toute liberté d'action...

Recopiez l'emploi du temps ci-dessous et posez-le à votre place à table, même s'il n'y a rien à manger pour vous temporairement.

L'emploi du temps
(identique tous les jours : mais arrêtez la tisane pour les reins à partir du 22e jour)

Heure*	Heure*	Action	Remarque
06 h 00	.... h	Buvez 1/2 tasse de tisane pour les reins.	Buvez lentement la boisson froide.
06 h 00	.... h	Prenez de l'aubépine pour stimuler le cœur.	Prenez 20 à 40 gouttes selon la taille de la personne.
06 h 30	.... h	Buvez 1 à 2 tasses de tisane de sauge avec menthe, mélisse et millepertuis.	Buvez la tisane chaude.

07 h 00	………… h	Prenez une petite gorgée de jus de légumes.	Bien « mâcher » et garder dans la bouche avant de l'avaler
Au cours de la journée		Buvez encore au moins une tasse de sauge et même si vous voulez davantage.	Buvez la tisane chaude ou froide.
		Buvez 1 tasse de géranium herbe à Robert.	Buvez lentement la boisson froide
		Buvez encore au moins une tasse du mélange de tisanes ou même davantage.	Buvez la tisane très chaude, chaude ou froide.
		Buvez 1 tasse de décoction de souci ou plus !	Buvez la tisane très chaude, chaude ou froide.
			<—Inscrivez ici éventuellement votre tisane spécifique !
Dans la matinée	Dans la matinée	Buvez de 10 à 15 gorgées de jus de légumes, au maximum 1/4 de litre. Lire les conseils du chapitre 6.	Buvez seulement si vous en avez envie, garder dans la bouche pour bien l'imprégner de salive !
11 h 30	………… h	Buvez 1/2 tasse de tisane pour les reins	Buvez lentement la boisson froide.
11 h 30	………… h	Prenez 1 à 2 assiettes de bouillon de pelures d'oignons – vous pouvez vous en passer si vous voulez !	Avant de renoncer à ce breuvage : il favorise votre guérison !
Dans l'après-midi	Dans l'après-midi	Buvez de 10 à 15 gorgées de jus de légumes, au maximum 1/4 de litre.	Buvez seulement si vous en avez envie, garder dans la bouche pour bien l'imprégner de salive !

Le soir	....	Buvez lentement 1/2 tasse de tisane pour les reins, froide.	Avant de vous coucher.
Le soir	....	Breuss conseille des cataplasmes de feuilles de chou, qui ne sont obligatoires qu'en cas de cancer du foie !	Chauffez votre lit avant de vous coucher (cf. annexe 3).

* Ces horaires ne sont que des exemples. Ceux de la colonne de gauche sont les miens, à droite, vous pouvez marquer vos propres horaires : vous pouvez commencer votre cure à 9 h 00 ce qui fait décaler les horaires de 3 heures, ou déjà commencer à 4 h 30 ce qui recule tout l'emploi du temps de 1 heure 1/2...

Vous pouvez boire, en plus du jus de légumes, une gorgée de jus de choucroute (mais pas tous les jours !).

Pour rompre un peu la monotonie de la cure, vous pouvez boire un peu de jus de citron, mais jamais de jus de pomme. Seule exception : vous pouvez boire un peu de jus de pomme pressé frais tout seul, mais jamais en même temps que d'autres jus – et, évidemment, toujours sans sucre !

De façon générale, tous les jus doivent être bus par petites gorgées et toujours bien mélangés à la salive.

Lisez à ce sujet également le chapitre 6 *Si vous ne supportez pas le jus de légumes* et le chapitre 8 *Vous n'aimez plus vos tisanes...*

QUELQUES MESURES COMPLÉMENTAIRES POUR CERTAINS TYPES DE CANCER	
Yeux : 1 tasse de tisane d'euphraise **Sein, ovaires ou utérus** : 1 tasse d'alchémille (alchémille ordinaire et alchémille des montagnes) avec un peu d'ortie blanche ou jaune **Cerveau** : 1 à 2 tasses de tisane de mélisse **Estomac** : 1 tasse de tisane d'absinthe ou de centaurée commune **Prostate et testicules** : 2 tasses de décoction d'épilobe	Buvez ces tisanes froides lentement au cours de la journée.
Foie et vésicule biliaire : 1 tasse de tisane d'absinthe. Respectez la préparation spécifique cf. chap. 8 !	Buvez ces tisanes froides ou chaudes gorgée par gorgée.
Foie : 2 tasses de tisane d'épluchures de pommes de terre par jour.	
Pancréas et rate : Vous devez boire au minimum 1 litre de tisane de sauge par jour (pour la préparation voir le chapitre 8).	Buvez ces tisanes chaudes ou très chaudes.
Foie : Faites en plus du traitement classique des compresses de chou.	Voir à ce sujet l'annexe 3.
Palais, lèvres, langue et larynx : Gargarisez-vous et rincez-vous la bouche avec une infusion d'anis, voir chap. 8.	
Peau: Vous pouvez traiter un mélanome de 0,5 cm à 1 cm de diamètre avec du jus frais de chélidoine en faisant des compresses plusieurs fois par jour sur l'endroit malade. Lisez à ce sujet le chapitre 3.	

ANNEXE 3

LA COMPRESSE DE FEUILLES DE CHOU

Obligatoire en cas de cancer du foie, recommandée dans les autres cas.

Atteint d'un cancer du foie, vous devez faire chaque jour une compresse de feuilles de chou et enduire l'endroit concerné avec un peu d'huile d'olive ou d'huile de millepertuis (laissez macérer des feuilles de millepertuis dans l'huile d'olive). Ces compresses sont à recommander pour tous types de cancer et à appliquer notamment sur le dos (dos cambré).

Comment faire cette compresse

Rincez trois feuilles de chou frisé sous un filet d'eau chaude afin d'enlever les éventuelles impuretés. Les feuilles de l'extérieur sont les mieux adaptées. Passez-les ensuite au rouleau à pâtisserie, à défaut roulez une bouteille sur trois feuilles jusqu'à ce que les côtes de ces feuilles soient lisses. Puis il s'agit de préparer la compresse : pliez une couverture chaude sur une largeur d'environ 50 cm, posez-là sur le lit et mettez dessus un linge de coton ou de lin d'une largeur d'environ 25 à 30 cm ; posez sur l'ensemble un autre tissu comprenant les feuilles de chou aplaties, la face extérieure devant toujours se trouver du même côté ; placez les deux premières épaisseurs en dessous, puis rajoutez par-dessus la

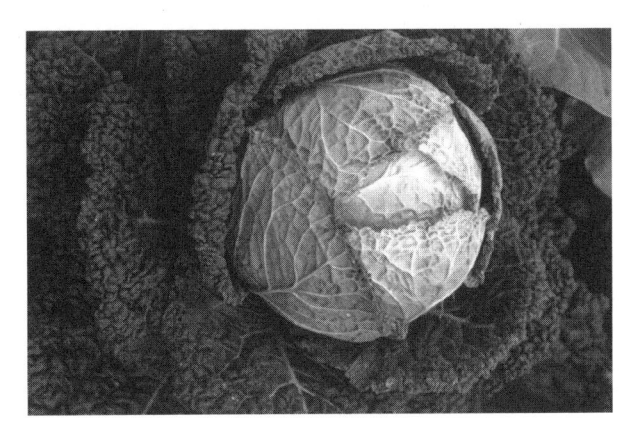

Tête de chou frisé.

troisième feuille. Veillez à placer la face intérieure des feuilles sur l'endroit malade.

Roulez ensuite le tissu de coton ou de lin fermement autour de l'endroit traité et faites-en de même avec la couverture de laine. Il est très important que cette compresse soit bien placée et serrée pour éviter qu'elle ne se déplace durant la nuit et que le malade ne souffre pas du froid sur l'endroit traité car ceci nécessiterait de retirer la compresse…

Enlevez le lendemain cette compresse, lavez l'endroit avec un peu d'eau chaude et séchez l'emplacement correctement. Ensuite, frictionnez l'emplacement malade avec un peu d'huile tiédie (une à deux cuillères à café) et enveloppez-le d'un tissu chaud que vous enlèverez au bout de quelques minutes.

Avant de faire une telle compresse, il faut que le malade ait bien chaud ; vous pouvez donc vous mettre un peu au lit jusqu'à ce que vous ayez une sensation de chaleur, ou bien réchauffez auparavant votre lit.

A tous ceux qui souhaitent avoir davantage d'informations sur ces compresses de chou, je conseille la lecture du fascicule de l'herboriste Camille Droz *Von der wunderbaren Heilwirkung des Kohlblattes* (« De la merveilleuse action thérapeutique de la feuille de chou »).

ANNEXE 4

LE 35ᵉ JOUR

Du fait de ma propre expérience, et par les conversations que j'ai eues avec mes compagnons de misère, je connais bien le danger que représente la période du 35ᵉ jour de la cure Breuss, ou l'on a envie de tout laisser tomber...

Tout semble vous contrarier :

- Toujours le même jus,
- Toujours les mêmes tisanes,
- Toujours les mêmes gouttes d'aubépine,
- Toujours le même bouillon de pelures d'oignons !

Cela ne doit pas être votre cas – mais cela peut l'être... vous avez donc tout intérêt à vous préparer à l'éventualité de cette phase critique.

Il est donc important de savoir que, peu de temps avant la fin de cette cure, arrive fatalement le **35ᵉ jour**, où il ne vous reste qu'une seule chose à faire :

supporter et continuer !

Exemple de mise en garde : Lors d'une conversation avec l'épouse d'un malade du cancer, celle-ci m'a raconté l'histoire de son voisin qui avait fait la cure contre le cancer d'après Breuss. Le 37ᵉ jour de sa cure, il l'a subitement interrompue et a réclamé à manger ! Perdant la raison, il a pris un repas copieux avec pour conséquence de se retrouver peu de temps après à l'hôpital où il est mort trois jours plus tard, apparemment à la suite de lésions internes. Lors de l'autopsie, les médecins ont constaté qu'il avait déjà surmonté son cancer ! En tout cas, ils ne trouvèrent plus de tumeur cancéreuse. Le voisin de cette femme est donc mort à cause de sa déraison et non suite à son cancer, qui était déjà vaincu !

Que cette histoire vous serve d'avertissement !

Il ne faut pas perdre de vue la remarque de Breuss concernant également cette phase critique de la cure !

> « **Les prétendus échecs de la cure n'arrivent que dans les cas où la cure n'a pas été respectée strictement en tous points** », dit Rudolf Breuss.

ANNEXE 5

J'AI REUSSI !

La récompense du soir ou une proposition pour les bricoleurs

Ce qui m'a beaucoup aidé dans mon attitude face à la cure était une chose plus que banale : un mètre de couturière que j'avais collé sur la porte de la salle à manger...

Long de 42 cm, chaque jour représentait donc un centimètre, un peu comme les jeunes appelés qui font leur service militaire et qui collent une mesure de 100 cm sur leur porte : encore 100 jours jusqu'à la fin du service !

Le chiffre 0 se trouvait en haut de ma propre échelle de mesure et le chiffre 42 en bas ; à la fin de ma première journée de cure, je coupais le chiffre 42, puis le 41, le 40, etc. Ainsi, je pouvais visualiser clairement mon objectif qui était d'arriver au 0 qui signifiait « **J'ai réussi !** »

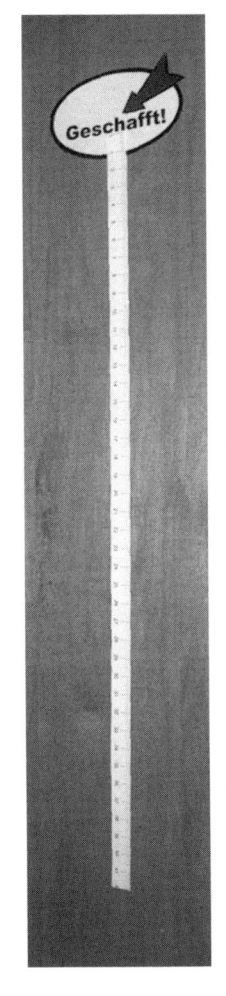

Ainsi chaque soir, le dernier « acte officiel » de ma cure était de couper solennellement un centimètre du mètre ruban pour que la partie qui se trouvait maintenant devant moi soit devenue plus courte d'un jour !

La photo page précédente montre le mètre ruban dans toute sa longueur, donc avant la fin du premier jour.

L'image ci-dessous a été prise une semaine avant la fin de traitement, au moment critique autour du 35ᵉ jour.

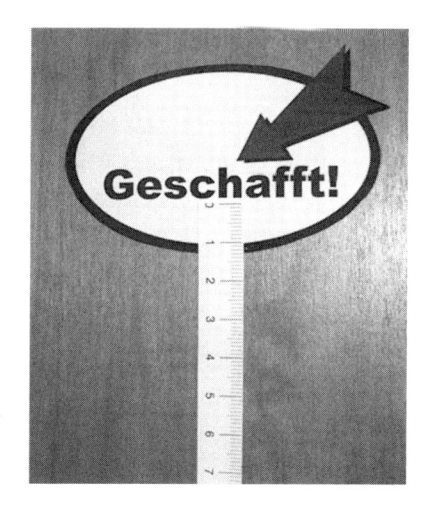

ANNEXE 6

LA CURE BREUSS EST EFFICACE CONTRE D'AUTRES MALADIES

« Ma cure à base de jus de légumes, écrit Rudolf Breuss page 42 de son ouvrage, n'est pas seulement efficace contre des cancers, mais également contre un grand nombre des maladies suivantes » :

Les inflammations articulaires

- Arthrite,
- Arthrose (inflammation des articulations),
- Coxarthrose (maladie de l'articulation de la hanche),
- Ostéoporose (décalcification des os),
- Spondylose (usure des vertèbres...).

Ces maladies peuvent être traitées par la même cure, suivie seulement pendant trois semaines, et en ne prenant que la tisane pour les reins et l'infusion de sauge.

Si vous décidez malgré tout de faire la cure de 42 jours, elle ne peut vous nuire en aucun cas et vous pouvez être sûr qu'elle vous libérera d'éventuelles cellules cancéreuses.

Par ailleurs, Rudolf Breuss conseille, pour ces maladies articulaires, de prendre tous les 3 ou 4 jours, en plus du traitement de base, un bon bain de fleurs de graminées, de prêle ou de paille d'avoine. Il recommande en plus d'utiliser un additif aux produits de bain comme « Herb-aku-cid » de Haubenschmid.

Malheureusement, comme mes recherches me l'ont démontré récemment, cet additif n'existe plus aujourd'hui : j'ai pu entrer en contact avec M. Haubenschmid qui a pris sa retraite de thérapeute (Institut für Physikalische Therapie à Amriswil, Suisse) et qui m'a confirmé que ce produit n'est plus en vente et qu'il n'y a aucun produit de remplacement. Ainsi, j'ai fait le traitement avec des bains alternant fleurs de graminées et de prêle (achetées en magasin diététique) ; les fleurs de graminées doivent infuser pendant 10 minutes, après quoi il faut les verser dans une passoire et ajouter l'eau ainsi récupérée à votre bain. La prêle par contre doit bouillir pendant 10 minutes.

Cette « cure de bain » a fait énormément de bien à mes articulations !

La tuberculose pulmonaire

La cure Breuss agit non seulement sur les maladies des articulations, mais également sur la tuberculose. Si vous êtes atteint de cette maladie, vous devez faire la cure Breuss tout à fait normalement.

De plus, vous devez avaler une fois par jour une cuillère à café de graines de plantain avec un peu de tisane ; vous trouverez ces graines en pharmacie sous le nom botanique *Plantago major*.

La sclérose en plaques

À la page 85, Breuss écrit : « Pratiquez la technique respiratoire comme indiquée dans le chapitre sur la tension artérielle élevée. En cas de sclérose en plaques, pratiquez cette technique 20 à 30 fois par jour pendant 5 à 10 minutes. En plus, faites ma cure de base contre le cancer pendant 42 jours. Par cette méthode, j'ai pu guérir environ 30 malades venus me consulter, même d'Australie. Ces 30 personnes avaient les mêmes symptômes qu'une sclérose en plaques réelle. Mais s'il s'agit d'une sclérose en plaques réelle, c'est-à-dire du déchirement d'un ou de plusieurs nerfs, cette maladie devient incurable. »

Dans une lettre que Rudolf Breuss a envoyée le 28 septembre 1985, c'est-à-dire à l'âge de 86 ans, à une femme de ma connaissance, Breuss parle également de 30 malades de sclérose en plaques qu'il a réussi à traiter.

Je cite, avec toutes les autorisations nécessaires, des extraits de cette lettre personnelle : « [...] Ici on boit pendant 3 semaines de la tisane pour les reins. Prenez dès que possible une tisane de sauge. On fait alors ma cure de jus exactement comme celle contre le cancer. Boire pendant une semaine, en plus des repas, environ une demi-bouteille à une bouteille de mon jus de légumes par jour. Le plus important est de boire 10 minutes avant chaque repas lentement 1/16e de litre de jus.

[...] Commencer la cure proprement dite seulement après cette semaine, pendant laquelle le corps s'est habitué au jus. Ensuite, le plus important est de faire les exercices respiratoires que j'ai donnés en cas de tension trop élevée

(Ndt. Cette technique est décrite à la page 150 du livre français *La Cure Breuss*).

[...] Dans une sclérose en plaques, seul le nerf activant les pieds ou les bras est bloqué. De cela résulte la paralysie.

[...] Si les patients suivent exactement toutes ces indications, ils peuvent recouvrer leur bonne santé après 7 semaines ce que je leur souhaite de tout mon cœur.

[...] Les 30 malades que j'ai pu guérir jusqu'à maintenant par cette méthode, n'avaient en réalité une sclérose qu'en apparence. Si un nerf est déchiré, ce qui entraîne la paralysie, on ne peut plus rien faire, car il s'agit alors vraiment de la sclérose en plaques. Quand le blocage se situe au niveau du cerveau, les symptômes sont justement les mêmes que pour une sclérose confirmée. »

ANNEXE 7

UN FLÉAU MASCULIN : LE CANCER DE LA PROSTATE

Je tiens à répéter que la cure Breuss peut être appliquée à tous types de cancers. Comme vous le savez, j'ai eu moi-même un cancer de la prostate et je raconte ici ma propre expérience de lutte contre ce cancer.

Étant donné que la cure Breuss est identique pour presque tous les types de cancers (seules les tisanes complémentaires par exemple changent selon la cure, mais il reste toujours 42 jours à jeûner), mes expériences peuvent être appliquées à cent pour cent à d'autres types de cancers.

Breuss lui-même écrit page 90 du livre allemand sur le cancer de la prostate : « Si un homme ne peut plus uriner que quelques gouttes, il pourra uriner tout à fait normalement en trois jours s'il suit scrupuleusement les indications suivantes :

Buvez par jour deux tasses de tisane d'épilobe (*Epilobium parviflorum*) froide par petites gorgées. Laissez infuser une pincée de cette plante pendant 10 minutes dans de l'eau très chaude.

Si vous ne constatez aucune amélioration, je conseille de demander conseil à un urologue. » Voilà ce que dit Rudolf Breuss sur cette maladie de la prostate.

Le carcinome de la prostate

Le carcinome de la prostate est une tumeur maligne qui se classe à la sixième place des tumeurs en général et à la troisième chez l'homme ; en Europe, en Amérique du Nord et dans certaines régions d'Afrique, c'est même le cancer le plus courant. Certaines études médicales estiment même que le cancer de la prostate sera en 2010 la cause de mortalité la plus fréquente !

Plus de 85 % des cas concernent les hommes au-dessus de 65 ans, mais le risque commence à augmenter dès votre 50e anniversaire (source : Dr Blumstein du CHU d'Ulm, dans le magazine d'information pour les malades de la prostate et leurs familles, 02/2003).

En Allemagne, environ 40 000 hommes sont atteints chaque année d'un cancer de la prostate ; ainsi, ce cancer est le cancer le plus fréquent de l'homme selon la Fédération nationale d'entraide contre le cancer de la prostate.

Vous voilà informé ! Si **tous** les hommes le savaient, (mais pourquoi ne le savent-ils pas ?) peut-être accepteraient-ils plus facilement des examens à titre préventif !

Seulement 15 % de l'ensemble des hommes se soumettent à un dépistage préventif du cancer.

Et vous ?

ANNEXE 8

LES ÉTIQUETTES POUR LES TISANES

La tisane de sauge **Contre tous types** **de cancers** Versez deux cuillères à café de sauge dans un demi-litre d'eau bouillante et faites bouillir exactement pendant 3 minutes. Relevez du feu et ajoutez encore une pincée de millepertuis, de menthe et de mélisse. Laissez infuser encore pendant 10 minutes environ. Vous pouvez boire autant que vous voulez de cette tisane : plus c'est, mieux c'est... Donc, préparez-en suffisamment !	**Le mélange spécial** **de tisanes** **Contre tous types** **de cancers** Mettez une pincée de mélange spécial de tisanes (plantain, mousse d'Islande, pulmonaire, lierre terrestre, molène, fenouil des Alpes) dans une tasse (150 ml) et laissez infuser pendant 10 minutes dans l'eau très chaude. Vous pouvez boire autant que vous voulez de cette tisane : plus c'est, mieux c'est... Donc, préparez-en suffisamment !
La tisane de souci **Contre tous types** **de cancers** Pour varier les plaisirs, vous pouvez boire une tisane de fleurs de souci connues depuis toujours comme moyen de lutter contre le cancer. Versez environ 150 ml d'eau chaude sur 1 à 2 cuillères à café (2 à 3 g) de souci et laissez infuser pendant 10 minutes. Versez le tout sur une passoire à thé.	**La tisane de géranium** **herbe à Robert** **Contre tous types** **de cancers** Laissez infuser une pincée de géranium herbe à Robert rouge pendant 10 minutes dans une tasse remplie d'eau très chaude. Par jour, buvez une tasse de cette tisane, froide, par petites gorgées et réparties sur toute de la journée.

La tisane pour les reins
Contre tous types de cancers

Pour préparer une tasse de tisane pour les reins, versez une pincée du mélange de prêle, d'ortie, de renouée des oiseaux et de millepertuis (quantité piochée entre le pouce et deux doigts) dans une tasse d'eau chaude et faites infuser pendant 10 minutes. Passez ensuite l'ensemble dans une passoire et récupérez les restes de feuilles pour les remettre dans un récipient (deux tasses) d'eau chaude et faites bouillir pendant 10 minutes. Passez-les dans votre passoire et réunissez les deux tisanes en une. À boire froid.

La tisane d'anis
Contre le cancer du palais, des lèvres, de la langue ou du larynx

Faites bouillir une cuillère à café d'anis grand bocage pendant 3 minutes dans une tasse remplie d'eau ; prenez ensuite une cuillère à soupe de cette tisane pour vous rincer la bouche et vous gargariser avant de recracher le tout. Faites de même avec la deuxième cuillère ; avec la troisième procédez différemment, car vous devez avaler cette troisième dose de tisane après les gargarismes. Répétez ce traitement plusieurs fois par jour.

La tisane d'alchémille
Contre un cancer du sein, des ovaires et de l'utérus

Buvez chaque jour et par petites gorgées une tasse de tisane d'alchémille froide mélangée d'ortie dorée ou d'ortie blanche. Laissez infuser une pincée d'alchémille en y ajoutant une petite pincée d'ortie dans une tasse remplie d'eau très chaude pendant 10 minutes.

La tisane d'absinthe ou de centaurée
Contre un cancer de l'estomac

Buvez une tasse de tisane froide d'absinthe ou de tisane de centaurée par jour par petites gorgées. Laissez infuser une petite pincée seulement 3 secondes dans une tasse remplie d'eau très chaude.

La tisane d'absinthe **Contre un cancer du foie et de la vésicule biliaire** Buvez une tasse de tisane chaude ou froide d'absinthe (*Artemisia absinthium*) par jour par petites gorgées pendant les premiers 5 à 6 jours. Laissez infuser une petite pincée pendant 10 secondes dans une tasse remplie d'eau très chaude. À partir du 7ᵉ jour faites infuser seulement 3 secondes pour éviter que la tisane devienne trop forte !	**La tisane d'épilobe** **Contre un cancer de testicule et de prostate** Laissez infuser une pincée d'épilobe dans l'équivalent de deux tasses d'eau très chaude pendant 10 minutes. Buvez ces deux tasses de tisane froide gorgée par gorgée pendant la journée.
La tisane de mélisse **Contre une tumeur au cerveau** Buvez de 1 à 2 tasses de tisane de mélisse froide par petites gorgées. Vous pouvez prendre la mélisse dorée ou la mélisse citronnée ou mélanger les deux et en laisser infuser une pincée dans l'eau très chaude pendant 10 minutes.	**La tisane de chélidoine** **Contre un cancer de la peau** Laissez infuser une pincée de chélidoine dans une tasse d'eau très chaude pendant 10 minutes et appliquez, encore tiède, pour laver ou tamponner autour de l'endroit cancéreux.

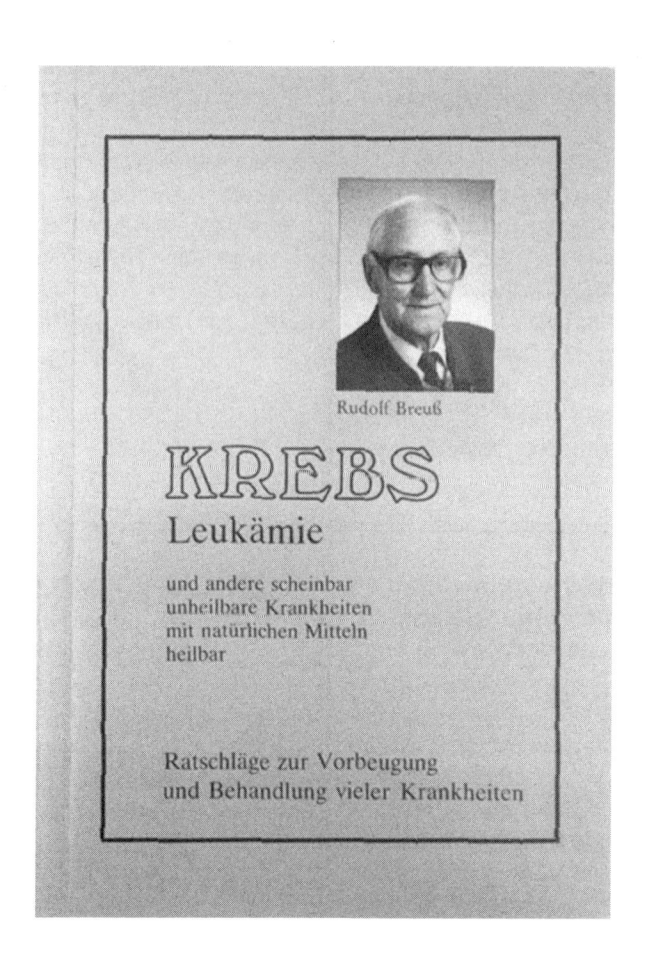

La première édition inchangée du livre CANCER/LEUCÉMIE *et d'autres maladies incurables en apparence, guéries par des moyens naturels de Rudolf Breuss, édition revue et corrigée de 1990.*

ANNEXE 9

POUR MIEUX COMPRENDRE
– MA DEUXIÈME CURE BREUSS

Du 10 octobre au 20 novembre 2005 je me suis soumis encore une fois à la cure Breuss de 42 jours. La raison : je venais juste d'écrire ce second livre sur le traitement de Breuss et je voulais contrôler tout ce que j'avais écrit et conseillé.

Pour ne pas jeûner tout seul, j'ai pu constituer un groupe de neuf « co-jeûneurs » de ma région ce qui nous a permis d'échanger nos expériences directement pendant la cure.

Le fait d'avoir fait une deuxième fois cette cure Breuss m'a permis de contrôler et d'approfondir mes connaissances du traitement et de les inclure dans cette nouvelle édition du livre que vous avez entre les mains. Lors de ma première cure Breuss l'année passée, il s'agissait pour moi seulement de vaincre mon cancer. À ce moment-là, je n'avais pas encore songé à raconter mon histoire dans l'Internet et encore moins d'en faire un livre.

Mes deux premiers livres *Die Krebskur-total nach Rudolf Breuss richtig gemacht* (en rapport avec le livre de Breuss de 1990 *KREBS/Leukämie*, traduit en français) et *Die Breuss KREBSKUR richtig gemacht* (en rapport avec la nouvelle édition revue et augmentée de Breuss *Die Breuss KREBSKUR* destinée au marché international et aux traductions) ont été écrits en m'appuyant sur mon souvenir de cure du printemps 2004.

En faisant ultérieurement une deuxième cure j'ai essayé de fixer un protocole avec davantage de détails pour moi-même et sur moi-même que 18 mois auparavant où d'autres aspects m'ont semblé plus importants.

Chaque samedi après-midi pendant la cure, nous réunissions notre petit groupe pour nous aider à mieux nous connaître et pour échanger nos expériences. Ainsi, nous sommes arrivés à une optimisation intéressante du goût du jus de légumes (qui a été inclus ici dans le développement du chapitre 6 sous le titre *Si vous ne supportez pas le jus de légumes...* sans toutefois violer les principes et les conseils de Rudolf Breuss.

Quelques témoignages des participants

J'ai reçu jusqu'au dernier moment avant la rédaction de ce texte en français les rapports suivants des participants du groupe de cure Breuss.

Régénération : Une femme qui a suivi la cure Breuss pendant 3 semaines et qui lui a permis de perdre 10 kg tout en restant en pleine forme m'informe que son médecin généraliste, après un examen très approfondi, lui aurait fait la remarque très intéressante : « Jetez tous les médicaments que vous avez à la maison. Vous n'en avez plus besoin ! » Cette personne ne se sentait pas seulement en pleine santé après cette cure Breuss, elle l'était réellement !

Un homme grand et svelte raconte qu'il a presque « éclaté d'énergie » pendant sa cure de 3 semaines tout en perdant 12,5 kg. Commerçant indépendant, il était, pendant cette cure, debout de 5 heures du matin jusqu'à 10 heures du soir, et préparait – chose exceptionnelle – les repas pour toute sa famille... En plus, ses collaborateurs et collaboratrices du supermarché m'ont signalé qu'il n'avait jamais été aussi aimable et équilibré... Une histoire presque incroyable, mais vraie...

Un artisan m'a dit qu'il a travaillé pendant sa cure de 6 semaines en moyenne 12 à 15 heures dans son atelier et qu'il s'est senti toujours extrêmement efficace ; en plus, il a fait chaque jour du sport et a en tout perdu 18 kg... Pendant sa cure, il a eu l'occasion d'aller voir des clients ou des personnes pour leur apporter des conseils ou leur faire signer un contrat d'intervention. Comme souvent en Allemagne, ces entretiens étaient accompagnés d'une tasse de café ou de thé, et le « curiste », après une courte explication, a sorti de sa sacoche son thermos avec sa tisane de Breuss ! Les valeurs constatées par le médecin traitant avant, pendant et après la cure étaient tout à fait significatives : elles allaient de « bon » avant la cure jusqu'à « excellent » après en passant par « très bon » pendant la cure ce qui l'a amené à parler encore aujourd'hui du *reset* du corps entier grâce à la cure Breuss. (*Reset* est un terme informatique pour décrire un processus de remise d'un système dans son état définitif quand il ne réagit plus normalement aux fonctions demandées). Et pour le corps c'est pareil – grâce à six semaines d'autodiscipline !

Une autre femme avait fait cette cure Breuss pour régénérer son corps ; elle avait perdu 15 kg et était toujours en pleine forme ; elle a même surmonté une crise de presque une semaine due à un traitement dentaire au laser pendant la cure. Elle allait vraiment mal ! Si elle avait eu la moindre idée de ce qui l'attendait et si elle avait respecté ce que Rudolf Breuss dit sur les médicaments et les piqûres reçues pendant cette cure, elle aurait sans doute repoussé ce traitement dentaire non urgent une fois la cure terminée ! Mais maintenant, cette crise est oubliée et elle est en pleine forme selon ses propres dires.

Cancer de la prostate et maladies des articulations : Même si ma première cure Breuss avait été couronnée de succès, j'ai fait contrôler mes « valeurs de cancer » avant et après la cure par un médecin. Ma valeur PSA se situait avant le début de la deuxième cure à 0,30 pour avoir baissé après cette cure à 0,17. J'avais perdu exactement 16 kg lors de cette deuxième cure contre 20 kg lors de la première, mais mon poids initial était à l'époque de 5 kg supérieur.

Je me suis servi de cette deuxième cure pour contrôler l'affirmation de Rudolf Breuss : à savoir que sa cure de jus de légumes agit très favorablement sur les maladies des articulations comme l'arthrite, l'arthrose (inflammations des articulations), la coxarthrose (maladie d'articulation de la hanche), l'ostéoporose (décalcification des os) et la spondylose (usure des vertèbres…). La raison en est que j'ai un problème au niveau de la hanche droite ce qui me gêne pour faire du sport. En effet, les bains de fleurs de graminées, de prêle ou de paille d'avoine m'ont fait beaucoup de bien et m'ont sensiblement soulagé.

Perte de poids : Une femme n'a fait la cure que pour perdre quelques kilos, et elle a en effet pendant les 3 semaines de cure perdu 8 kg. Elle se sentait si bien pendant cette cure que – elle qui suivait donc un jeûne strict – s'est mise à faire des gâteaux et à préparer des petits plats non seulement pour sa famille, mais aussi pour tous ses amis qui se régalaient de ces délicieuses surprises – grâce aux hormones de bonheur activées par la cure Breuss.

TABLE DES MATIÈRES

PRÉFACE : L'histoire de ce livre 9

CHAPITRE 1 : **LA CURE BREUSS**............................15
Les grandes lignes de la Cure Breuss 15
La Cure Breuss, une opération sans bistouri 17
Une journée normale de cure 18
Comment mes notes de travail sont devenues ce
    manuel d'accompagnement de la cure.....................22

CHAPITRE 2 : **L'HISTOIRE DE « MON CANCER »**..25
Comment j'ai vécu mon cancer 25
Une thérapie d'horreur pour une guérison
    hypothétique...28
Sauvé par la Cure selon Rudolf Breuss ! 30
Journal de Cure 32
Le succès du traitement a pu être confirmé
    par la médecine classique 42
Ma thyroïde : presque un miracle aussi ! 43
L'effet secondaire le plus souhaitable qui soit :
    perdre 20 kg..44
N'ayez pas peur de maigrir trop ! 45
Notre nouveau programme d'alimentation 46
Peut-on bien tenir sur ses jambes pendant la cure ?........48
Sortir pour prendre le frais !..50

CHAPITRE 3 : **LES DIFFÉRENTS TYPES DE CANCERS ET LA CURE**............53
De la tumeur au cerveau au cancer des yeux.................53
Autres types de cancers 68

CHAPITRE 4 : **LA CURE TOTALE DE CANCER PAS À PAS**................................71
Avant la cure… 73
– Ce que vous devez faire 73
– Ce que vous ne devez pas faire..................................83
Pendant la cure…..83
– Ce que vous devez faire si possible..........................83
– Ce que vous devez faire absolument 84
– Ce que vous ne devez pas faire..................................85
– Travailler normalement pendant la cure....................87
– Se déplacer pendant la cure 91
– Le jus de pomme, de choucroute et de citron 92
– Constipation ?..93
Après la cure… 94

CHAPITRE 5 : **ÊTES-VOUS TROP FAIBLE POUR LA CURE ?**..............................97
Il faut se sentir suffisamment fort 98

CHAPITRE 6 : **UN JUS PARTICULIER** 101
Jus de légumes fait maison..101
Jus de légumes en bouteille d'après Breuss..................104
Faut-il presser le jus de légumes soi-même ? 106
Pour ceux qui ne supportent pas le jus de légumes.......107

CHAPITRE 7 : **LES BOUILLONS PARTICULIERS** ..111
Le bouillon de pelures d'oignons................................111

Le bouillon de cosses de haricots 113
Les gouttes d'aubépine 113

CHAPITRE 8 : LES TISANES PARTICULIÈRES 115
**Les tisanes à prendre pour tous
types de cancer** 117
Les tisanes à prendre en complément contre certains
cancers spécifiques 123
La préparation des tisanes – une question
d'organisation 129
Vous n'aimez (plus) vos tisanes ? 132

**CHAPITRE 9 : FAITES VOS COURSES
POUR LA CURE BREUSS** 133
Jus de légumes pressé par vous-même 135
Jus de légumes en bouteille selon Breuss 136
Les tisanes nécessaires pour tous types de cancer 137
Des tisanes conseillées pour certains types de cancer ...138
Vous ne trouvez pas le fenouil des Alpes ? 139
Bouillon de pelures d'oignons 140
Bouillon de cosses de haricots 140
Gouttes d'aubépine 140
Jus complémentaires 140

ANNEXE 1 : LA LISTE DE VOS COURSES 141

**ANNEXE 2 : DÉROULEMENT D'UNE JOURNÉE
DE CURE** 144

**ANNEXE 3 : LA COMPRESSE DE FEUILLES
DE CHOU** 148

ANNEXE 4 : LE 35ᵉ JOUR 151

ANNEXE 5 : **J'AI RÉUSSI !** 153

ANNEXE 6 : **LA CURE BREUSS EST EFFICACE CONTRE D'AUTRES MALADIES** 155

ANNEXE 7 : **UN FLÉAU MASCULIN : LE CANCER DE LA PROSTATE** 159

ANNEXE 8 : **LES ÉTIQUETTES POUR LES TISANES** 161

ANNEXE 9 : **POUR MIEUX COMPRENDRE – MA DEUXIÈME CURE DE BREUSS** 165

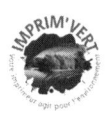

Achevé d'imprimer en février 2008
sur les presses de la Nouvelle Imprimerie Laballery
58500 Clamecy
Dépôt légal : février 2008
Numéro d'impression : 801221

Imprimé en France